Prof. Dr. med. Gerd Schnack
Natürlich gesund

Prof. Dr. med. Gerd Schnack

Natürlich gesund

Human-Bionik – Leben in Balance

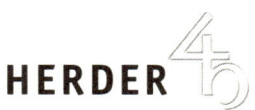

HERDER

FREIBURG · BASEL · WIEN

2. Auflage 2010

© Verlag Herder GmbH, Freiburg im Breisgau 2009
Alle Rechte vorbehalten
www.herder.de

Umschlaggestaltung: Groothuis, Lohfert, Consorten | glcons.de
Umschlagfoto: © Hella Wolff-Seybold

Illustrationen: Wolfgang Pfau
Satz: tiff.any GmbH
Herstellung: fgb freiburger graphische betriebe
www.fgb.de

Gedruckt auf umweltfreundlichem, chlorfrei gebleichtem Papier
Printed in Germany

ISBN 978-3-451-29969-8

Inhalt

Kapitel 1
Human-Bionik: Was ist das?

Der Begriff »Bionik« ist in den letzten Jahren einer breiteren Öffentlichkeit bekannt geworden. Bionik befasst sich mit der Umsetzung von »Erfindungen der belebten Natur« in die Technik. Was aber ist »Human-Bionik«? Sie beschreibt das Spannungsfeld des Menschen zwischen Biologie und Technik, das ihn zurückführt in seine natürlichen Rhythmen, die vom Wechselspiel der Kräfte bestimmt werden. Leben ist Rhythmus. Natürliche Rhythmen sind gekennzeichnet durch die Aufeinanderfolge von Gegensätzen. In der Bionik wird die Zone, in der der Wechsel von einem Pol zum anderen erfolgt, mit dem Begriff der »Grenzflächensituation« umschrieben. Sie ist der entscheidende Reibungspunkt in der direkten Konfrontation der Kontraste. Ein Beispiel dafür ist die Morgendämmerung beim Übergang der Nacht in den Tag, ein Zwielicht, dessen Faszination

Aus Sicht der Human-Bionik stellt die Veränderung die einzige Konstante in natürlichen Prozessen und bei der Gesundheitsförderung des Menschen dar.

man sich nur schwer entziehen kann. Es sind die Reibungsflächen bipolar entgegengesetzter Kräfte, die alle natürlichen Entwicklungsprozesse in Gang setzen, ein buntes Bild des Wachstums zeichnen, in dem die Veränderung die einzige Konstante darstellt.

Kontraste prägen unsere Welt. Der Mensch kann nur leben in einer Auseinandersetzung mit der ihm entgegengesetzten Welt. Erst der Umgang mit den »Gegen-ständen« ermöglicht ihm ein sinnerfülltes Leben, in dem Köper und Geist eine tiefe Wahrnehmung erfahren, denn ohne Körper- und Sinnesreize ist auch unser Intellekt in Gefahr. Eine Welt ohne Sinnesreize wäre sinnlos.

Nur durch sie entsteht Aufmerksamkeit, nur so entwickeln sich schöpferische Prozesse.

»Grenzflächensituationen« sind es, die Energieentladungen unvorstellbaren Ausmaßes ermöglichen. Dies geschieht beispielsweise im Aufeinanderprallen schneller und langsamer Strömungen im Wasser, das nicht nur im Wechselspiel zwischen Wellenberg und Wellental seinen Ausdruck findet, sondern ebenso in den Turbulenzen unendlicher Spiralwirbel in rhythmischer Folge.

Ein Tornado als gewaltiges Kraftwerk der Atmosphäre entsteht, wenn heiße und kalte Luftmassen unmittelbar aufeinandertreffen. Natürliche Kraftwerke dieser Art streben niemals direkte, lineare Verbindungen an, sie bevorzugen den verschlungenen Weg der Spirale, bei der jede Zielbewegung durch den Kontrast der Gegenbewegung eingeleitet wird. Dieses Mehr an Zeit und Raum kann sich die Natur, im Gegensatz zum Menschen, durchaus leisten, denn ihre Entwicklung ist nicht endlich begrenzt, sondern auf die Ewigkeit ausgerichtet.

Für das menschliche Auge nicht immer sichtbar, bevorzugt die Natur verschlungene Wege, am Ziel angekommen, überrascht sie nicht nur durch ihre Vielfalt, sondern durch grenzenloses Wachstum in Verbindung mit Schönheit, die ihresgleichen sucht. Der Mensch in seiner endlichen Begrenzung, in seiner Ungeduld steuert seine Ziele direkt, linear, auf geradem Wege an, weil er glaubt, sich den »Luxus« von Bewegung und Gegenbewegung nicht leisten zu können. Den teuren Raum, den ein gewundener Fluss »verschwendet«, kann sich ein erfolgreicher Architekt besser zum Bau von Häusern vorstellen.

Materie in fester Masse erscheint im Weltall als Sphäre (griech.: Kugel), auch die Erde macht hierbei keine Ausnahme. Kugelrund erscheint sie dem Astronauten als »blauer Planet«, wobei die leuchtende Farbe vom Wasser stammt, das zu 71 Prozent die Oberfläche beherrscht. Annähernd den gleichen Wasseranteil, nämlich 60 Prozent, weisen wir Menschen auf, die diese Welt bevölkern. Wasser durchdringt und bestimmt nicht nur die lebendige, sondern auch die tote Materie, es kreist durch den Menschen, es bestimmt den gesamten Stoffwechsel bis in die letzte Zelle.

Durch seine Arterien wird er vom Flüssigen durchdrungen und da das Blut in seinen Fließeigenschaften, hervorgerufen durch die gelösten und ungelösten Bestandteile, dem Meereswasser gleichzusetzen ist, gelten für den menschlichen Organismus auch die Gesetze des Wassers in all seinen Erscheinungsformen pulsierender Wellen, einschließlich wirbelnder Spiralen.

Aus Sicht der rhythmischen Spiralkinetik hat sich nicht nur unser Herz in Verbindung mit dem Kreislauf dem Flüssigen angepasst; auch für den gesamten Stütz- und Bewegungsapparat gelten für die Freisetzung notwendiger Bewegungsenergien die Prinzipien von Richtschwung und Gegenschwung.

Aus Sicht der Human-Bionik kann der Mensch von der Natur nur lernen, denn alle energetischen Prozesse sind über Milliarden Jahre erprobt, und bis ins Feinste ausgeklügelt.

Vor dem Sprintvermögen eines Geparts mit seinen 120 Stundenkilometern kann der menschliche 100-Meter-Läufer mit seinen 36 Stundenkilometern nur vor Neid erblassen. Kein Tier beherrscht Richtschwung und Gegenschwung so perfekt wie diese Raubkatze – wenn sie sprintet, überholen sogar die Hinterläufe die Vorderbeine, gefolgt von einer spagatartigen Körperstreckung.

Leben ist Bewegung. Dabei gilt: Der Antriebs-Turbo ist auf die erneuerbare Energiequelle des zielabgewandten Gegenschwunges angewiesen, denn jedem einseitig frontorientierten Bewegungsimpuls geht einmal die Puste aus, dafür sorgen allein der Luftwiderstand, der auf der Erde herrscht, und ihre Gravitationskraft, die jeden Körper auf dem Boden zurückhält. Richtschwung und Gegenschwung zünden einen Antriebs-Turbo, der für Leistung und Gesundheit gleichermaßen verantwortlich ist.

Kapitel 2
Leben ist Rhythmus

Der Prediger im Buch Kohelet des Alten Testamentes berichtet: »Ein jegliches hat seine Zeit und alles Vornehmen unter dem Himmel hat seine Stunde.« Diese rhythmische Zeiteinteilung wird dem Menschen bereits vor der Geburt über den Herz- und Atemrhythmus der Mutter eingeprägt. Rhythmisch programmiert betritt der junge Erdenbürger eine Welt voller Licht und Schatten, in der der natürliche Wechsel des Tages zur Nacht entscheidend die Wach-Schlaf-Perioden steuert. Die individuelle Reise durch die Rhythmen beginnt mit dem Tagesrhythmus.

Tagesrhythmus

In Anlehnung zum Verlauf der Sonne lernt der Mensch sehr schnell, dass die natürlichen Rhythmen nicht mit dem exakten Takt, wie er stundengenau in der Technik vorherrscht, identisch sind, denn die langen Sommertage werden im Herbst immer kürzer, bis sie im Winter den langen Nächten immer mehr Zeit und Raum einräumen müssen. Auch die persönliche Leistungskurve ist einem Wechsel unterworfen, vormittags gegen 11 Uhr wird der erste Höhepunkt angesteuert, abgelöst zwischen 13 und 14 Uhr vom ausgleichenden Tiefpunkt. Den Resttag erlebt der Mensch noch einmal hellwach; gegen 19 Uhr, mit dem Sonnenuntergang, beginnt der Abend, so dass ganz allmählich zwischen 22 und 23 Uhr alle Lichter gelöscht werden können.

Unser Tag-Nacht-Rhythmus wird wesentlich vom vegetativen Nervensystem in seiner autonomen Steuerung bestimmt. Hier sind es die gegensätzlichen »Brüder« – einerseits der Sympathikus als Tages- und Leistungsnerv, andererseits der Parasympathikus als Entspannungs- und Erholungsnerv –, die über den 24-Stunden-Rhythmus wachen.

Das Ticken unserer »inneren Uhr« wird aber nicht nur vom Verlauf der Sonne um die Erde beeinflusst. Auch unsere Gene haben ein Wörtchen mitzureden, denn man kommt entweder als »Lerche« oder »Eule« auf diese Welt. »Lerchen« beginnen den Tag in aller Frühe mit einem Lied auf den Lippen, sie gehen damit jeder »Eule« derart auf die Nerven, dass schon Ehen daran zerbrochen sind.

»Lerchen« unter uns Menschen sind die sympathikusbetonten Frühaufsteher. »Eulen« unter uns Menschen sind die parasympathikusbetonten Langschläfer.

Theorie und Praxis

Unter dieser Überschrift finden Sie im Folgenden praktische Hinweise für den Alltag, damit Sie in unserer schnellen Gegenwart wirksame Zeitfenster finden, unmittelbar Stress abzubauen und so dessen krankheitsauslösende Wirkung zu kompensieren.

Atemgesteuertes Ausdauertraining ist für unser Überleben im Stresszeitalter unverzichtbar. Im 24-Stunden-Rhythmus ist der Mensch für seine Gesundheit auf die Aktivität des rechten und linken Beines angewiesen. Schaffen Sie sich mit dem atemgesteuerten Tanzjogging auf dem Minitrampolin ein tägliches Ritual über 15–30 Minuten – die »Lerchen« unter uns am frühen Morgen, die »Eulen« in den Abendstunden.

Tanzjogging auf dem Minitrampolin ist Ihre persönliche Laufstrecke, auf der es nie regnet!

Atemgesteuertes Tanzjogging auf dem Minitrampolin bietet hochwirksamen Stressausgleich in einer Zeit ohne Zeit. Sie können es ohne großen Aufwand täglich praktizieren. Die schwingende Matte ersetzt dabei die Laufschuhe.

- Die antriebsfördernde Musik sorgt für hohe Motivation.
- Direkter Trainingseinstieg zu jeder Tageszeit im unmittelbaren häuslichen Umfeld.

- Hochwirksame Rücken- und Gelenkentlastung.
- Ganzkörpertraining mit exzellenter Schulung der Ausdauer und der Koordination.

Wochenrhythmus

Die Woche steht in der Regel unter dem Diktat der Arbeit oder der Schule. Dadurch ist die freie Zeit für einen wirksamen Stressausgleich eng begrenzt. Zum Wochenende steigt bereits am Nachmittag des Freitag das Stimmungsbarometer deutlich an, gut aufgelegt ist man zu neuen Taten bereit. Umgekehrt lässt der Sonntagabend bei vielen die gute Laune in den Keller sinken, steht doch der Alltag mit all seinen Herausforderungen unmittelbar vor der Tür.

Theorie und Praxis

Für ein Ausdauertraining im Freien haben Sie unter der Woche oft wenig Zeit, nach der Arbeit gleichen Sie darum den Tagesstress auf dem Minitrampolin aus. Im 7-Tage-Rhythmus am Wochenende stehen die Outdoor-Sportarten Jogging, Walking, Radeln, Schwimmen oder Aquajogging im Vordergrund (siehe Seite 102 ff.).

Monatsrhythmus

Im 3-Monats-Rhythmus wechseln die vier Jahreszeiten. Im Frühjahr steigt mit der höher stehenden Sonne auch der Serotoninspiegel im Gehirn. Mit der vermehrten Serotoninausschüttung nimmt auch die Leistungsbereitschaft des Menschen zu. Im Sommer genießen wir die langen, hellen, warmen Abende, danach lockt der Herbst mit seinen bunten Farben. Im Winter begleitet uns die Sonne nur noch selten, damit nimmt im Gehirn der Botenstoff Melatonin zu, der Mensch begibt sich über 3 Monate in seinen individuellen »Winterschlaf«, er schläft länger und gleicht besonders im Advent die fehlende Sonne durch das warme Licht der Kerzen aus.

Wie der Mensch gehorchen auch die Jahreszeiten ihrer eigenen »inneren Uhr«, die nicht mit der exakten Folge des technischen Takts gleichzusetzen ist. Frühling, Sommer, Herbst und Winter wechseln zwar regelmäßig einander ab, aber kein Frühling gleicht dem anderen und jeder Herbst hat seine eigene Färbung.

Theorie und Praxis

Unsere Reisepläne wechseln praktisch im Jahreszeitenrhythmus: Im Sommer geht es an die See oder in die Berge zum Wandern. Gut so, denn Bergwandern über Stunden ist eine optimale Ausdauereinheit. Gehen Sie langsam bergauf, immer nur so schnell, dass sie bei geschlossenem Mund durch die Nase noch genügend Luft bekommen. Bergab geht's per Seilbahn oder immer wieder im Rückwärtsgang. Ja, Sie haben richtig gehört, »Retrowalking« schafft nicht nur spürbare Entlastung für Rücken und Gelenke, sondern ist auch geistiges Jogging, denn unser Gehirn lebt vom Überraschungs-Effekt. An der See ist Schwimmen oder Aquajogging angesagt. Gehen Sie über längere Strecken durch eine Bucht, wechselweise im knöchel-, knie- oder hüfthohen Wasser. Vergessen Sie nicht, zum Schutz vor der Sonne, einen Hut aufzusetzen. Schwimmen Sie 30 Minuten ohne Pause parallel zum Strand – Sie können sich dann besser über Markierungen an Land orientieren. Jogging und Walking am Strand funktionieren optimal dicht am Wasser im durchfeuchteten Sand. Laufen Sie auch dabei wiederholt rückwärts, so werden besonders die Kreuz-Darmbeingelenke entlastet, da das Gelände meist zum Wasser abfällt.

Im Winter geht es in die Berge in den Schnee. Bevorzugen Sie die klassischen Ausdauersportarten Skilanglauf in Diagonal- oder Skatingtechnik oder Schneeschuhwandern. Auch Winterwandern oder Schneejogging haben ihren besonderen Reiz.

Stundenrhythmus

Die gesamte Magen-Darm-Passage mit ihrer glatten Muskulatur ist stündlich programmiert. Ihre optimale Funktion ist für unser Wohlbefinden und für das Immunsystem von großer Bedeutung.

Auch unsere Aktivitätszyklen verlaufen stündlich, bereits nach 2 Stunden lässt das körperliche Leistungsvermögen deutlich nach. Kurze, regelmäßige Entspannungspausen im 2-Stunden-Rhythmus sind daher am Arbeitsplatz bei monotoner Belastung unerlässlich.

Theorie und Praxis

Die Schwingungsenergie auf dem Minitrampolin fördert außerordentlich die Magen-Darm-Passage, die für unser Wohlbefinden, speziell aber für das Immunsystem, von erheblicher Bedeutung ist. Bei monotoner Tastentätigkeit an einem Computerarbeitsplatz empfehle ich Ihnen im 2-Stunden-Rhythmus die Dehnung wichtiger Muskeln über mindestens 7 Sekunden (siehe Kapitel 9).

Minutenrhythmus
Herz und Lunge wechseln ihre Aktivitätszyklen in Minuten, das gesunde Herz 72 Mal, die Lunge 18 Mal. Unter Belastung können diese Grundwerte deutlich ansteigen, in jungen Jahren steigt die Pulszahl bei einem 400-Meter-Lauf auf 200/Minute an, die Stressatmung hat dann eine Frequenz von 60/Minute. Aber auch in Ruhe schlägt das Herz, wie alle natürlichen Rhythmen, nicht absolut regelmäßig, es bewahrt sich eine gewisse Variabilität.

Theorie und Praxis
Um leistungsfähig und gesund zu bleiben, sind Sie gut beraten, wenn Sie einmal am Tag Ihr Herz durch Ausdauertraining über mindestens 30 Minuten in eine »kontrollierte Unruhe« versetzen. Sie bleiben durch konsequente Nasenatmung durchgängig in der aeroben, sauerstoffreichen Trainingszone, so dass der Belastungspuls Ihrem Alter entsprechend ansteigen kann (siehe Seite 97).

Sekundenrhythmus
Sekunden, ja sogar Millisekunden, bestimmen die Arbeitsweise des zentralen Nervensystems einschließlich seiner peripheren Nerven. Unabhängig von unserer bewussten Steuerung rasen auf direktem Wege über Reflexbahnen Befehle, die in Sekundenschnelle den Spannungszustand unserer Muskeln, Sehnen und der Gelenkkapseln verändern können. Die sogenannten Propriozeptoren als Nervenfühler reagieren wie Sensoren. Sie versetzen über eine direkte Muskelsteuerung den Körper durch Spannungsänderung in die Lage, koordinativ auf die unterschiedlichsten situativen Gegebenheiten zu reagieren. Überfallartig reagiert die Propriozeption in jeder Unfallsituation – wurde sie zuvor trainiert (z. B. auf dem Minitrampolin), können gefährliche Stürze vermieden werden.

Auch die wechselnden Bewusstseinszustände des Gehirns schwingen in Sekunden. Unser Tagesbewusstsein ist gekennzeichnet durch Betawellen, die 15–30 Hertz (1 Hz = 1 Schwin-

gung/Sekunde) betragen. Im meditativen Zustand oszillieren die
Gehirnströme im Bereich von 4–15 Hertz.

Theorie und Praxis

Mittags zwischen 13 und 14 Uhr ist die Zeit der Siesta, auf die
wir in keinem Falle verzichten sollten. Nehmen Sie sich 15–30 Minuten Zeit für Ihre persönliche rhythmische Meditation, bei der
Sie Ihren Energie-Turbo neu aufladen, so dass Sie optimal für den
Resttag gerüstet sind. Diese Pausenkultur ist für den Menschen
unverzichtbar, um den Herausforderungen am Nachmittag mit
neuer Kraft begegnen zu können (siehe auch Kapitel 11).

Im Gegensatz zum natürlichen Rhythmus mit seiner schwanken-
den Variationsbreite imponiert der technische Takt durch seine
Exaktheit. Ein Rädchen greift perfekt ins andere. Nach diesem
Prinzip arbeiten Motoren, Uhren, Computer. Auch von uns Men-
schen wird ein Denken verlangt, das linear verläuft. Zeitlich treibt
die Beschleunigung den Tag über die Gegenwart in die Zukunft
hinein, so dass wir das Heute nur noch im »Zeitraffer-Effekt«
wahrnehmen können. Bei diesem Rasen durch die Zeit haben die
Uhren ihre Berechtigung verloren, denn bei fehlender Zeit ist ihre
Kontrolle überflüssig. An dieser Stelle sei an die Antwort eines
Sherpas auf einer Himalaja-Expedition erinnert, der nach dem
Grund seiner Gelassenheit selbst in schwierigsten Situationen be-
fragt wurde: »Ihr habt die Uhren – jedoch wir haben die Zeit!«

Kapitel 3
Krankt die Umwelt, krankt auch der Mensch

Ohne Sauerstoff gibt es kein Leben. Bewegtes Wasser ist sauerstoffreiches, mithin gesundes Wasser. In Wellen und Spiralwirbeln kann das strömende Wasser den Sauerstoff der umgebenden Luft greifen und an sich binden. Auch beim Menschen nimmt die Spirale als »Energiekraftwerk« eine Führungsrolle ein, nachweisbar an vielen Schlüsselfunktionen. Das Spermium mit dem besten Spiraltriebwerk beispielsweise besteht erfolgreich das Rennen gegen Millionen von Mitbewerbern und erreicht als erstes die weibliche Eizelle. Die individuelle Erbanlage jedes Menschen ist in Form einer Spirale angelegt, die sich wie eine gedrehte Leiter mit ihren Sprossen um eine zentrale Achse windet. Spiralförmig bekommt jeder Mensch seine unverwechselbare Prägung, ausgedrückt durch die individuelle Zeichnung der Fingerkuppe, die es in dieser Ausformung kein zweites Mal auf der Welt gibt. Der Sauerstoff im Körper wird, in kleinen Spiralkraftwerken (den sogenannten Mitochondrien) in den Zellen verarbeitet. Sie sind in ihrem Inneren wie Turbinen aufgebaut, über die der Mensch Energie aus dem Wasser gewinnen kann.

Durch Ausdauertraining können wir unsere körpereigenen Energiekraftwerke ausbauen – mit großem Gewinn für Leistungsvermögen und Gesundheit.

Die Anzahl und Größe dieser »Zellkraftwerke« ist nicht konstant. Das Mitochondrienvolumen kann durch Ausdauertraining deutlich aufgestockt werden. Damit steigen unsere Energiereserven im Körper – wir sind leistungsfähiger und gesünder.

Die flüssige Materie ist zu 60 Prozent am Aufbau des menschlichen Organismus beteiligt. In logischer Konsequenz sind die

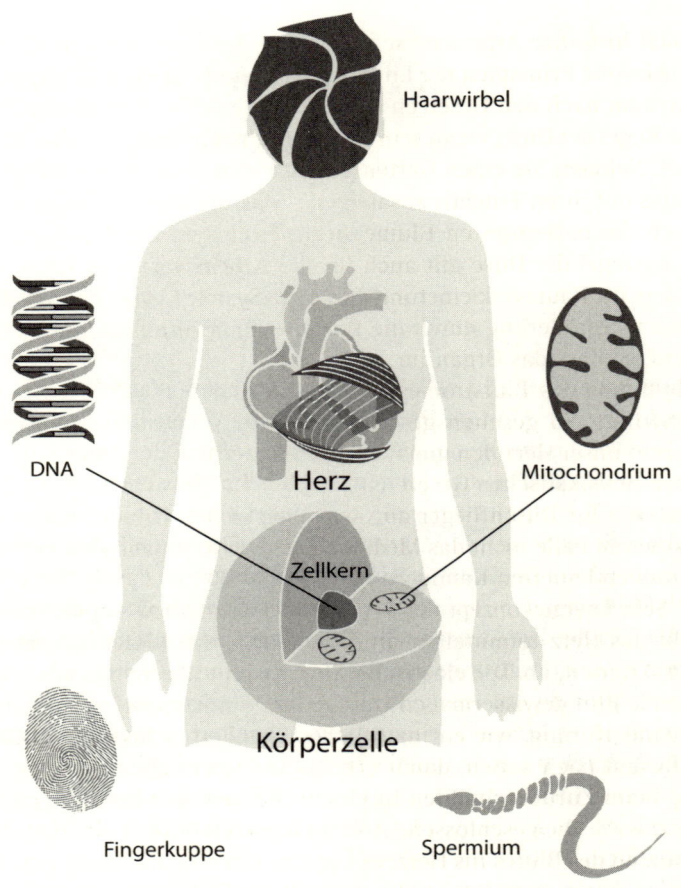

Abb. 1:   Energiefördernde Spiralstrukturen im menschlichen Körper.

biomechanischen Regeln der Energiegewinnung im Wasser auch
für die Gesundheit des Menschen von größter Bedeutung. Im Zentrum der Organanpassung an das flüssige Medium steht das Herz,
dessen Muskelfasern in Spiralwirbeln die Kammern umgurten, wobei sie bis in die Herzspitze einstrahlen. Der morphologische Aufbau des Herzens ist somit ein Abbild der Strömungsverhältnisse,
wie sie vom Fließen des Blutes im Inneren vorgegeben werden.

Auch in seiner Arbeitsweise verkörpert der unermüdliche Herz-
muskel die Prinzipien der Energiegewinnung aus einem flüssigen
Medium nach den Gesetzen der Strömungslehre. Für Wasser gilt
die Regel der Düse, wenn sein Fließverhalten beschleunigt werden
soll. Nehmen Sie einen Gartenschlauch und drücken Sie die Öffnung mit ihren Fingern zusammen – das Spritzwasser wird nun
auch die entferntesten Blumenbeete erreichen. Die Beschleuni-
gungsregel der Düse gilt auch für die Arbeitsweise des Herzens,
indem die Raumverkleinerung durch die Systole (Anspannung), die
Raumvergrößerung durch die Diastole (Entspannung) umgesetzt
wird, so dass das Organ im
Rhythmus des Blutstromes
schwingt. So gesehen ge-
horcht unser Herz den gleichen physikalischen Geset-

*Unser Herz ist kein Motor, sondern ein
Düsen- oder Turbotriebwerk mit gewaltiger
Leistung.*

zen, wie Ihr Düsenflieger auf dem Weg in den Urlaub, nur wird
in diesem Falle nicht das Medium Flüssigkeit, sondern die Luft in
raumverkleinerten Kammern beschleunigt.

Sein Energiekonzept der Raumverkleinerung bzw. -erweiterung
gibt das Herz unmittelbar an seine Aorta, das Mündungsgebiet
der Arterien, ab. Die elastische Aortenwand nimmt das ausströ-
mende Blut gewissermaßen »mit geöffneten Armen« in Empfang.
Mäanderförmig, wie ein natürliches Flussbett, schwingt die Ge-
fäßwand nach außen, damit erzeugt sie potentielle Lageenergie,
die beim Zurückschnellen in kinetische Bewegungskraft umgesetzt wird. Die geschlossene Aortenklappe verhindert ein Zurück-
strömen des Blutes ins Herz, es kann nur in eine Richtung gehen,
die da lautet: vorwärts, und nur auf dieser Einbahnstraße gelangt
das sauerstoffreiche Blut an alle Körperzellen. Diese elastische
Wirkungsweise besonders der Aorta lässt sich als »Windkessel-
Funktion« beschreiben – ein
Prinzip, das über lange Zeit
in der Schifffahrt genutzt
wurde, indem die Windkraft
über die elastischen Segel

*Die Arbeit des Herzens wird durch den
»Windkessel« der Arterien nachhaltig
unterstützt.*

stets für freie Fahrt sorgte. Auch die Windmühlen früherer Zeiten
gehorchten diesen Gesetzen.

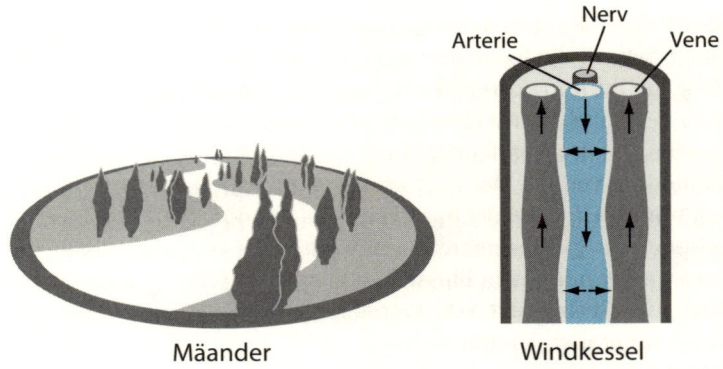

Abb. 2: Flüsse fließen in Mäanderform, Blutgefäße schwingen im »Windkesselprinzip«.

Die Folge des »Windkessel-Prinzips« ist ein mäanderförmiges »Flussbett« der Blutgefäße. Der Vergleich mit dem natürlichen Schwingungsverhalten eines Flusses drängt sich geradezu auf. Der Mensch jedoch strebt Geradlinigkeit und schnelle Entscheidungen an. Er treibt das Wasser in schnurgeraden Kanälen mit überhöhter Geschwindigkeit ins Meer und sein Blut mit Überdruck durch die Arterien. Die Resultate sind jeweils fatal.

Stress, Bewegungsmangel, falsche Ernährung und die daraus resultierende Arteriosklerose bewirken in unseren Adern das Gleiche, was wir unseren Flüssen mit Schaufel, Spaten und Bagger angetan haben. Die starren, arteriosklerotischen Arterien gleichen den Kanälen begradigter Flüsse. In beiden Fällen herrscht eine schnelle Strömung vor, so dass weite Landstriche vom Hochwasser und menschliches Leben vom Hochdruck bedroht sind.

Hochwasser bedroht unser Land – Bluthochdruck jedoch unser Leben!

Konsequenzen für Mensch und Umwelt: Die Mäander natürlicher Flusslandschaften müssen ebenso erhalten werden wie die optimale Funktion des arteriellen »Windkessels« – Letzteres geschieht durch Bewegung.

Das Prinzip Raumerweiterung als Ausgleich zur Raumverkleinerung beherrscht nicht nur das Herz-Kreislauf-System, auch im Magen-Darm-Trakt findet es seinen Ausdruck in langsam rollenden peristaltischen Wellen. Die schlingenförmige Mäanderstruktur bestimmt in markanter Ausprägung besonders den gesamten Dünndarmverlauf. Der Dickdarm dagegen zeigt segmentale Einschnürungen, vergleichbar mit den engen Buchten eines Meeres, die weit ins Landesinnere hineinragen. Die Fließgeschwindigkeit ist weniger mit einem Fluss, eher mit einem Gletscher vergleichbar. Zur Ausbildung von »Stromschnellen« kann es aber auch im Bauchraum kommen. Nach unsachgemäß durchgeführten Magenoperationen stellen Sturzentleerungen, bei denen der Mageninhalt auf direktem Wege in den Zwölffingerdarm stürzt, eine echte Komplikation dar.

In der Regel provozieren jedoch Stress, Bewegungsmangel und eine kalorienreiche Ernährung eine gesundheitsgefährdende Darmträgheit. Versuche, dem Darm durch Abführmittel auf die Sprünge zu helfen, bleiben auf längere Sicht meist vergeblich, solange die eigentliche Ursache nicht behoben wird.

Durch atemgesteuertes Ausdauertraining kann die Magen-Darm-Passage nachhaltig beschleunigt werden. Verantwortlich dafür ist unser »innerer Masseur«: das Zwerchfell, das Brust- und Bauchraum voneinander abteilt. Da die Lungenerweiterung beim tiefen Einatmen mit einem Tiefertreten des Zwerchfells verbunden ist, wird der quer verlaufende Dickdarm wie Brotteig durch die Hand des Bäckers durchgeknetet. Im Sitzen »plätschert« das Zwerchfell lediglich über 2–3 Zentimeter auf und ab. Diese sanfte Welle kann durch atemgesteuertes Ausdauertraining auf »Brandungsstärke« gesteigert werden. Sehr hilfreich ist dabei die konsequente Nasenatmung, weil sie speziell einen tiefen Atem garantiert (siehe Seite 98). Jetzt arbeitet unser »innerer Masseur« aus Leibeskräften – mit dem Ergebnis, das der Bewegungsausschlag des Zwerchfells auf 8–10 Zentimeter gesteigert wird. Der Dickdarm wird intensiver geknetet, der langsam fließende »Gletscherstrom« im Magen-Darm-Trakt wird auf Flussstärke beschleunigt.

Konsequenzen für Mensch und Umwelt: Tiefe Nasenatmung aktiviert das Zwerchfell als »inneren Masseur«. Eine auf diese Weise natürlich beschleunigte Magen-Darm-Passage ersetzt die Abführmittel. Wo weniger Medikamente eingenommen werden, werden auch weniger ausgeschieden – das schont die Umwelt.

Was wäre der Mensch ohne seine Sprache! Mit einer Fülle unterschiedlichster Klänge macht bereits das Baby auf sich aufmerksam, es kann lallen, lachen, seufzen, stöhnen, husten, weinen, schreien und bald auch sprechen. Dabei funktionieren die Stimmbänder wie Geigensaiten, unterstützt durch die Bewegungen der Lippen, der Zunge, der Nase, der Wangen, der Zähne, des Kehldeckels einschließlich der Gaumensegel. Wie das Plätschern eines Baches sind all diese Klangbilder auf Wirbel, Wellen, Turbulenzen angewiesen, die durch den Atemstrom hervorgerufen werden. Im Zentrum dieser stimmlichen Variationen steht unser Kehlkopf, der durchaus mit den Pfeifen einer Orgel verglichen werden kann. Wiederum stoßen wir, wie könnte es anders sein, auf die »Grenzflächensituation« des Natürlichen, ausgedrückt durch die Vergrößerung oder Verkleinerung des Raumes. Wie im Wasser durch die einengende Stromschnelle, so tritt beim Strömen von Luft das Prinzip der Düse in Erscheinung, denn nur die beschleunigte Luft ist in der Lage, durch spiralförmig wirbelnde Turbulenzen unterschiedlichste Tonschwingungen zu erzeugen. Der Klangkünstler, der durch seine anatomische Anlage all diese stimmlichen Register ziehen kann wie ein Organist auf der Orgel, ist der Kehlkopf. Besonders die Vokale »a«, »o«, »u« sind in der Lage, das Zwerchfell mit dem ganzen Brustkorb in Resonanz zu versetzen. Über das »e« steigt die Vibration des Kehlkopfes nach oben in die Halsregion, um schließlich mit dem »i« das Schädeldach zu erreichen. Die hohen Frequenzen sind es auch, die uns an das Klirren einer Fensterscheibe erinnern. Im Orchester ist der wiederholte Einsatz der E-Saiten auf den Geigen mit einem hohen Stressaufkommen verbunden.

Auch die Organbildung des Innenohres, unseres Hörzentrums, hat sich dem spiralförmigen Schwingungsmuster der Töne ange-

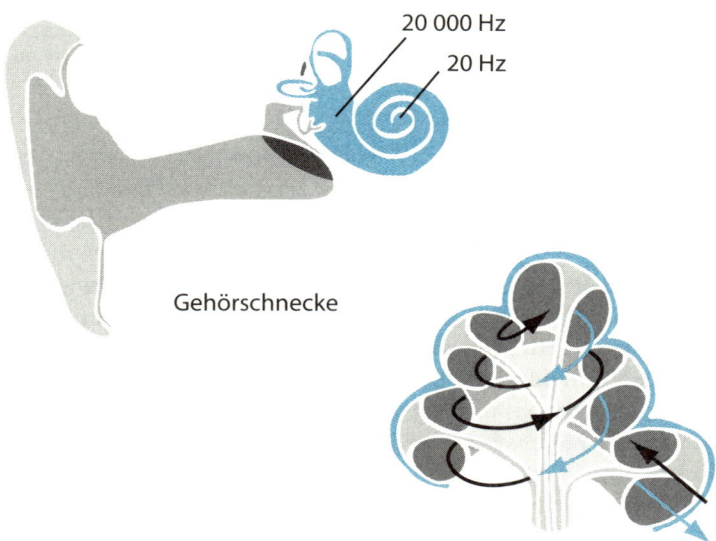

20 000 Hz
20 Hz

Gehörschnecke

Abb. 3: *Typischer Spiralaufbau der Gehörschnecke.*

passt. Schon der Gehörnerv ist in seinem Strukturverlauf mit einem Wasserwirbel zu vergleichen, wobei die Gehörschnecke und die benachbarten Bogengänge durchaus einer Weinbergschnecke ähneln.

> *Konsequenzen für Mensch und Umwelt:* Lärm belästigt und macht krank! Kraft und Energie gewinnt der Mensch durch Ruhe, Stille, Schweigen.

Auch die zentrale Wirbelsäulen-Bein-Achse weist die dreidimensionale Struktur einer Spiralfeder auf: Sie kann sich in Frontrichtung beugen und strecken, gleichzeitig aber auch nach rechts und links drehen. Die entscheidenden Drehpunkte liegen einmal in der Brustwirbelsäule, die damit der seitlichen Bewegung der Arme Folge leisten kann. Ein weiterer Drehpunkt ist im Fuß, genauer im unteren Sprunggelenk angelegt. Er ermöglicht eine spiralförmige Abrolllinie beim Gehen und Laufen, wenn der Fuß beim

Schritt nach vorne mit der Außenkante der Ferse am Boden auftrifft. Danach beginnt die

Die Spiralfederkonstruktion der Wirbelsäulen-Bein-Achse unterhält einen schraubenförmigen Impuls, durch den das Gehen und Laufen im Schwerkraftfeld der Erde gefördert und erleichtert wird.

spiralförmige Bahn des Fußes am Boden: Der Mittelfuß rotiert nach innen, mit Tendenz zur Absenkung der inneren, vorderen Vorfußkante (Pronationsschub), so dass automatisch der letzte Abdruckpunkt am Boden zwischen der ersten und zweiten Zehe liegt. Diese Spiralfederkonstruktion ermöglicht einen optimalen Bewegungsspielraum, um Unebenheiten und Hindernissen gleichsam spielerisch zu begegnen.

Bei all diesen Spiralfederkonstruktionen geht es um Elastizität, also um die Fähigkeit eines Materials, nach einer Belastung wieder in die Ausgangsposition zurückzukehren. Damit

Leben ist Bewegung, aber ohne Elastizität ist Leben nicht möglich.

stoßen wir auf ein Grundprinzip der Bionik: Jedes Wesen ist auf die Fähigkeit angewiesen, sich auszudehnen und zusammenzuziehen. Beim Elastizitätsvermögen handelt es sich um ein grundlegendes Naturgesetz. Bewegung ist in besonderem Maße auf die Flexibilität der Muskeln, Sehnen und Bänder angewiesen.

Die prägende Spiralstruktur der Wirbelsäulen-Bein-Achse findet ihre logische Fortsetzung in den Muskelschlingen, die in ihrer komplexen, abgestimmten Arbeitsweise für reibungslose, biomechanisch günstige, aber auch ästhetisch schöne Bewegungsabläufe sorgen. Aus diesem Grunde kann man die Funktion der einzelnen Muskeln nicht isoliert betrachten. Isoliertes Krafttraining einzelner Muskelgruppen ist somit wenig sinnvoll und kaum zur Leistungssteigerung einzusetzen, im Gegensatz zur koordinativen Kräftigung komplex zusammenarbeitender Muskelschlingen, auch »kinematische Kette« genannt. Über dieses Schlingenmuster arbeiten sogar weit auseinander liegende Muskelgruppen miteinander: so bewirkt allein die Zehenbeugung eine Anspannung der Muskulatur des Beckenbodens. In verstärkter Form geht jeder Fußspitzenstand (Plantarflexion) mit einer anspannenden Aktivierung der unteren Rückenmuskulatur einher.

Kinematische Muskelkette

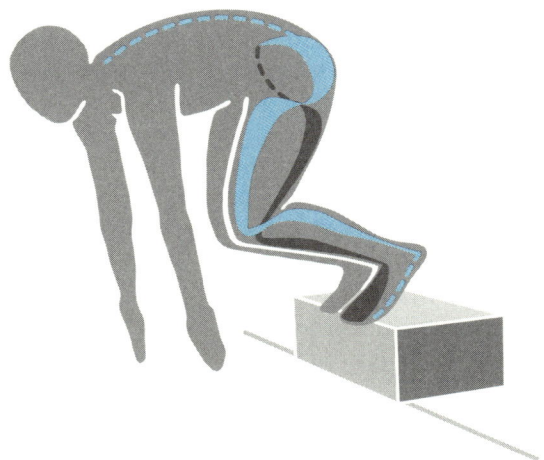

Abb. 4:   *Die Hocke als Energiespeicher, dargestellt als Startsprung.*

Bei allen Startsprüngen wird uns die typische Arbeitsweise der spiralförmigen Muskelschlingen deutlich vor Augen geführt: Vor der Energieexplosion durch die Körperstreckung ist ein einleitender Gegenschwung erforderlich, der durch ein Absenken des Körperschwerpunktes ausgelöst wird. »Taschenmesserartig«, einer angedeuteten Hocke vergleichbar, klappen alle großen Gelenke, angefangen von den Hüften bis zu den oberen Sprunggelenken der Füße, zusammen, so dass der Rumpf sich den Oberschenkeln nähert. Durch diese Vordehnung tanken wichtige Muskelgruppen neue Energie, so dass über das Auslösen der »kinematischen Kette« der gebeugte Körper, wie der Pfeil von der vorgedehnten Sehne des Bogens, in die Körperstreckung katapultiert wird. Beobachten Sie bei Gelegenheit einmal, wie sich Ihre Katze duckt, bevor sie mit den Pfoten auf Ihrem Tisch landet.

Ob beim Startsprung ins Wasser, im Tiefstart vorm 100-Meter-Lauf oder in der geduckten Hocke auf der Skisprungschanze, die »kinematische Kette« der Wirbelsäulen-Bein-Achse ist bei der Überwindung der Schwerkraft der Erde auf den Wechsel der Gegensätze angewiesen, in diesem Falle ausgedrückt durch den Tief-Hoch-Rhythmus des Körpers.

Konsequenzen für Mensch und Umwelt: »Schwung und Gegenschwung« lautet die Devise, wenn Bewegung im Schwerkraftfeld der Erde funktionieren soll.

Die Muskeln umgurten also die Knochen mit ihren Gelenkverbindungen in zusammenhängenden Schlingen. In diesem System ist die kraftübertragende Sehne der zentrale Vermittler. Lange hat man die Schlüsselstellung der Sehnen verkannt, ja, man war sogar überzeugt, dass dieses schlecht durchblutete Gewebe nicht durch Training in seiner Leistung verbessert werden könne. Ein Irrtum, wie sich inzwischen herausgestellt hat, denn auch die Sehnenzelle, der Fibrozyt, ist zur Anpassung durch Steigerung der Zugfestigkeit seiner elastischen Fasern in der Lage. Auch Sehnen sind trainierbar, wenn auch nicht im gleichen Maße, wie die Muskulatur, die aufgrund ihrer guten Durchblutung über ein deutlich höheres Anpassungsvermögen verfügt. Somit besitzt ein Muskel genügend Selbstheilungskräfte, um eine Rissbildung nach maximal sechs Wochen narbig zu überbrücken. Ein derartiges Regenerationsvermögen weist die nur wenig durchblutete Sehne nicht auf. Ein Sehnenriss ist eine echte Komplikation, die ohne aufwändige chirurgische Intervention nicht beherrscht werden kann.

Betrachtet man die Sehne genauer, so stellen sich die Sehnenfibrillen als spiralförmig gedrehte Bündel dar. Wiederum stoßen wir auf das Kraft- und Elastizitätspotenzial der Spirale, die in diesem Falle der Sehne ihre Rissfestigkeit und Flexibilität verleiht. Ein kombiniertes Ausdauer- und Krafttraining kann die Zugfestigkeit der stärksten Sehne unseres Körpers, der Achillessehne, bis auf 6,2 Kilogramm/mm² steigern, womit die hohe Anpassungsfähigkeit des natürlichen Materials belegt ist. Annähernd die gleichen Werte erreichen Leder und Polyamid, Eisen liegt zwischen 20–30 Kilogramm/mm². Unerreicht in Sachen Elastizität ist jedoch der natürliche Baustoff der Spinne. Ein einzelner Faden Spinnenseide reißt erst unter seinem Eigengewicht bei 80 km

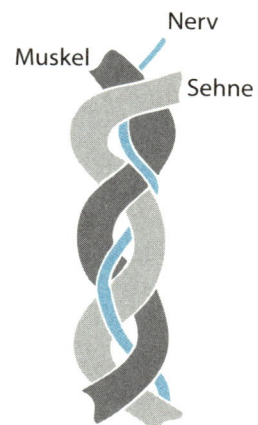

Muskel

Nerv

Sehne

Abb. 5:   Spiralförmige Schlingen bestimmen den Aufbau der Muskeln, der Sehnen und der Nerven im menschlichen Körper.

Länge. Zum Vergleich: Stahl reißt bereits bei 16 km Länge. Die hohe Qualität des Biomaterials wird noch nicht einmal von Kevlar erreicht, das immerhin zur Herstellung von schusssicheren Westen und Schutzanzügen für Astronauten dient. All diese synthetischen Materialien sind biologisch nicht abbaubar. Spinnenseide hingegen ist voll wieder verwertbar, sie dient der Spinne sogar vorübergehend als Nahrungsmittel mit Zwischenlagerung in ihrem Darm, um später an einem anderen Ort ein neues Netz entstehen zu lassen. Biologische Materialien sind extrem anpassungsfähig, jedoch brauchen sie unsere ganze Aufmerksamkeit.

Die Qualitätsverbesserung unserer Sehnen durch Belastungstraining geht mit einer Abnahme ihrer Dehnungsfähigkeit einher – das macht sie verletzungsanfällig. Hier liegt der eigentliche Sinn des Stretchings: denn durch gezieltes Elastizitätstraining können gefährliche Sehnenverletzungen vermieden werden.

Gezieltes Elastizitätstraining kann Sehnenverletzungen vermeiden: Das ist der Sinn des Stretchings.

Tiere sind in Sachen Stretching übrigens optimale Vorbilder. Unsere Ungarische Hirtenhündin Elsie absolviert ihren Spagat zur

Lockerung der Laufmuskeln mir derselben Hingabe wie Kater Kalle seinen Katzenbuckel zur Entspannung des Rückens. Es scheint, als wäre ihnen bewusst, dass flexibel zu sein, lebenswichtig ist – im Gegensatz zu uns Menschen, die wir im Alter mitunter nur noch über eine Schrittlänge von 10 Zentimetern verfügen und die Arme beim Rückenschwimmen kaum noch nach hinten bringen. In dieser Hinsicht können wir von den Tieren lernen, nicht nur, dass sie ständig in Bewegung sind, sondern auch, dass sie stets bemüht sind, geschmeidig, locker und elastisch zu bleiben.

> *Konsequenzen für Mensch und Umwelt:* Machen wir's den Tieren nach, den »Weltmeistern« des Stretchings, und praktizieren täglich, stündlich den »Katzenbuckel«: Nacken, Rücken, Schultern danken es uns.

Die schraubenförmigen Spiralen der Muskeln, der Sehnen, der Bänder wirken bis in den Knochen hinein. Dem Anatom Alfred Benninghoff kommt das Verdienst zu, die stromlinienförmigen

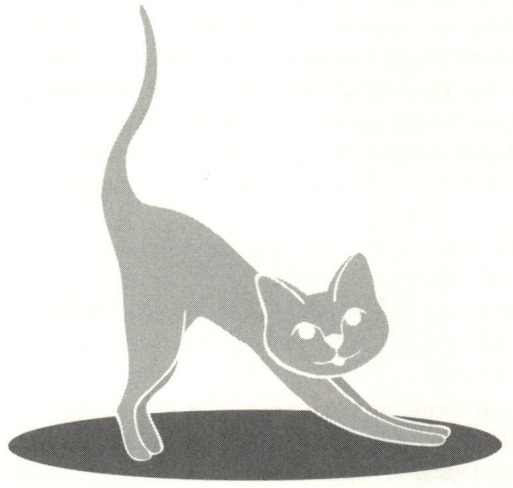

Abb. 6: *Natürliches Körperverhalten der Tiere: Stretching.*

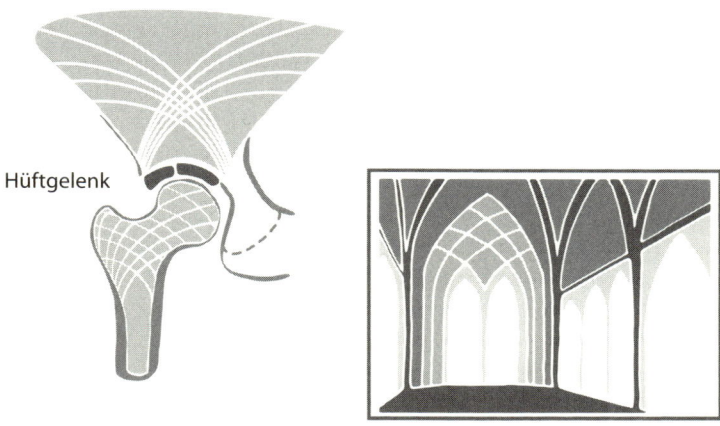

Hüftgelenk

Abb. 7: *Spiralstrukturen als tragende Elemente in Knochen und Kathedralen.*

Spiralen im Knochen dargestellt zu haben, so dass die Spannungslinien der statisch-dynamischen Druckverteilung für jedermann offensichtlich sind. Der Kraftfluss ist dabei so ausgerichtet, dass die einzelnen Züge entweder nur druck- oder nur zugbelastet sind. Dieses Prinzip nahm sich der italienische Architekt P. I. Nervi zum Vorbild und konstruierte kühne, dennoch stabile Bauten, wie den Hauptbahnhof in Rom. Ihm folgte der Zürcher Statiker Culmann, der einen Kran gemäß den Kraftlinien des Oberschenkelknochens entwickelte. Auch die Rund- und Spitzbögen alter Kathedralen folgen diesem Prinzip.

> *Konsequenzen für Mensch und Umwelt:* Die Kraftlinien der Knochen sind in Stein gemeißelte Spiralen, vergleichbar den Spannungsbögen alter Kathedralen.

Leben ist Rhythmus in seinem Wechselspiel der Gegensätze. Die eigene Hand führt uns dies plastisch vor Augen: Zeige-, Mittel-, Ring- und Kleinfinger sind schön der Reihe nach geordnet, gerade, linear. Sie verfügen durch ihre Länge und Breite jedoch nur über zwei Dimensionen; was ihnen fehlt, ist die Tiefe des Raumes

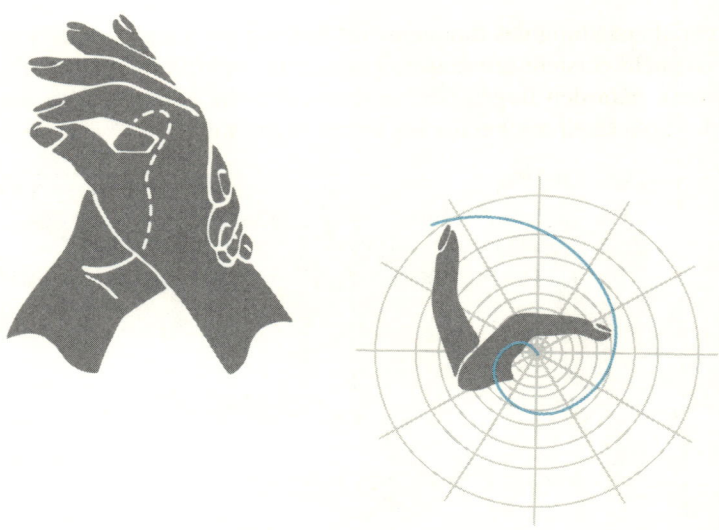

Abb. 8: Die logarithmische Spirale bestimmt die hohe Leistungsfähigkeit der Hände.

in der dritten Dimension. Diesen Gegenpol erhalten die vier Langfinger erst durch die Oppositionsstellung des Daumens. Mit ihrem spiralförmigen Aufbau gleicht die menschliche Hand dem Blütenstand einer Rose, deren Blätter sich zwischen Auf- und Untergang der Sonne trichterförmig öffnen und schließen können. Durch die Daumenstellung sind unterschiedlichste Greifformen möglich – einmal in der feinen Art, als Spitz- und Schlüsselgriff zwischen der Daumen- und Zeigefingerkuppe, ein andermal als Grobgriff, unter Einsatz aller Finger, beim Halten unterschiedlichster handwerklicher Instrumente. Mit dem Hackengriff in extremer Beugestellung der Langfingerendgelenke sind Bergkletterer in der Lage, das Gewicht ihres Körpers durch steilste Granitfelsen nach oben zu ziehen. Dafür reichen ihnen schmalste Felsbänder, auf denen die Fingerkuppen nur einen geringen Halt finden.

Die Hand ist auch ein Sinnesorgan, durch bloßes Tasten mit den Fingern können wir sogar Gegenstände in unserer Jackentasche erkennen. Und schließlich können Handzeichen die Sprache ersetzen. Die Spiralstruktur ist übrigens nicht nur in der Ge-

genüberstellung des Daumens mit den übrigen Fingern gegeben; vielmehr entsteht interessanterweise eine logarithmische Spirale, wenn man den Bogen nachzeichnet, den die Fingerkuppen aus der Streckstellung heraus bei der Beugung machen.

Konsequenzen für Mensch und Umwelt: Die Hand des Menschen hat diese Welt verändert! Legen wir Hand an unsere Umwelt, damit sie in ganzer Fülle dem Menschen erhalten bleibt.

Kapitel 4
Auf Umwegen besser zum Ziel: Das Geheimnis der rhythmischen Spiralkinetik

Der Mensch in seinem Denken, Planen, Tun sucht in allem die schnelle Entscheidung auf direktem Wege. Dagegen bewegt sich die Natur auf Spiralbahnen: das scheinbare Kreisen führt auf eine höhere Ebene.

Es gibt zwei Grundtypen von Spiralen, einfache und höhere. Zur einfachen Ordnung zählt die sogenannte Archimedische Spirale (benannt nach dem griechischen Mathematiker Archimedes, 300 v. Chr.), die über den gesamten Drehbereich den gleichen Windungsabstand aufweist, allerdings bei zunehmendem Krümmungsradius. Schallplatten, platzsparend aufgerollte Seile, ergeben auf ihrer gesamten Länge den geforderten konstanten Windungsabstand. Dagegen weisen Spiralen höherer Ordnung einen

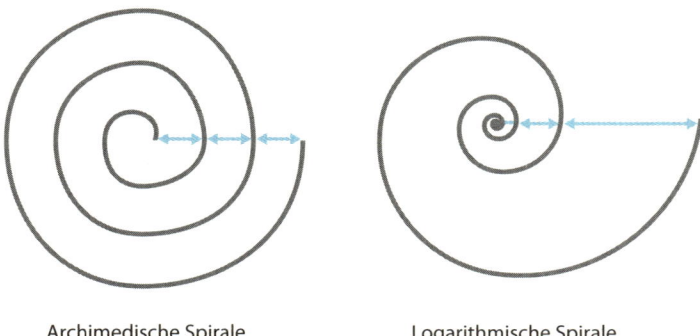

Archimedische Spirale   Logarithmische Spirale

Abb. 9:   *Die archimedische Spirale zeigt einen konstanten Windungsabstand; der Windungsabstand der logarithmischen Spirale wächst explosionsartig (exponentiell).*

nicht konstanten Windungsabstand auf, jedoch im Gegensatz zur Archimedischen Spirale einen gleichbleibenden Krümmungsradius. Dies gilt in besonderem Maße für die logarithmische Spirale, bei der der Windungsabstand exponentiell wächst und damit regelrecht explodiert.

Die archimedische Spirale mit ihrem konstanten Windungsabstand repräsentiert unser lineares, geradliniges Denken, das durch die fortlaufende Zahlenreihe wiedergegeben wird. Im Gegensatz hierzu steht die logarithmische Spirale für die vielseitige Entfaltung der Natur, ausgedrückt durch die Summe der beiden letzten Zahlen, die den explodierenden Windungsabstand begründen. Zum Vergleich finden Sie nachfolgend beide Zahlenreihen – Sie werden auf den ersten Blick das gewaltige Wachstumspotenzial der Natur erkennen.

- Lineare, künstliche Zahlenreihe: 1, 2, 3, 4, 5, 6, 7, 8, 9, 10, 11, 12, 13, 14 usw.
- Explodierende, natürliche Zahlenreihe: 1, 1, 2, 3, 5, 8, 13, 21, 34, 55, 89, 144, 233, 377 usw.

Die »Explosion« der unteren Zahlenreihe sprengt unsere Vorstellungskraft. Aus diesem Grunde war die logarithmische Spirale für den Mathematiker Jakob Bernoulli (1654–1705) das Symbol für Rhythmus, Wechsel, für Wiederkehr in diesem Leben und ebenso für die Auferstehung in der Ewigkeit. Spiralen sind die typischen Energiefelder in der Natur, variationsreich treten sie als Wirbel, Wellen oder Pulsationen in flüssigen und luftigen Strömungen in Erscheinung. Sie prägen auch das schraubenartige Wachstum der Pflanzen zur optimalen Ausnutzung des Sonnenlichts. Ob Blütenstände, Kiefernzapfen, Schneckengehäuse – immer beeindruckt die logarithmische Spirale in ihrer großzügigen Anordnung.

Die logarithmische Spirale steht aber auch für Schönheit, Harmonie, für den Begriff der Proportion einer natürlichen Raumaufteilung, durch die ein Gesamtbild erst seine ideale Darstellungsform erhält. Die logarithmische Spirale, zahlenmäßig ausgedrückt durch die sogenannte »Fibonacci-Reihe«, nähert sich dem »Gol-

Logarithmische Spiralen

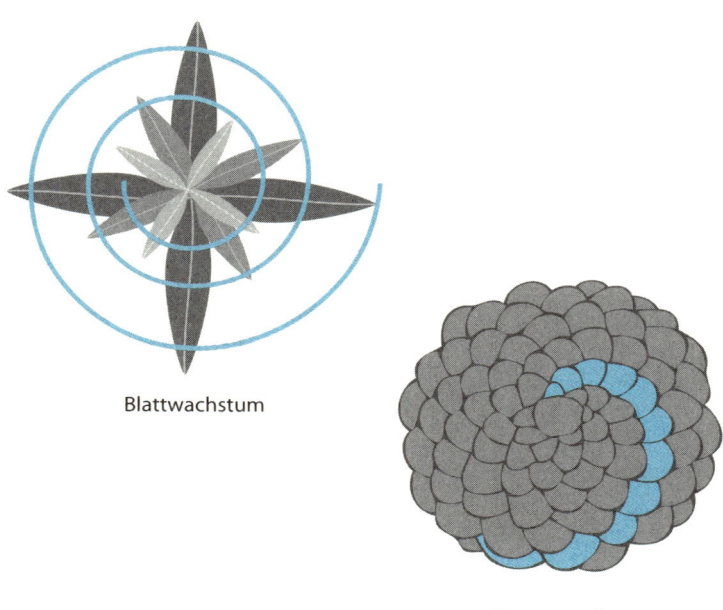

Blattwachstum

Tannenzapfen

Abb. 10: Die logarithmische Spirale bestimmt den Aufbau des Kiefernzapfens und die Anordnung von Blütenblättern.

denen Schnitt« als Ausdruck eines Harmoniebegriffes, in dem Raum und Zeit in der rhythmischen Aufteilung in geradezu idealer Form zur Darstellung kommen. Ob Maler, Bildhauer oder Musiker – die logarithmische Spirale mit der Ausrichtung auf den »goldenen Schnitt« hat alle in ihren Bann gezogen, Leonardo da Vinci ebenso wie Albrecht Dürer. Auch Gegenwartskünstler können sich ihrer Faszination nicht entziehen – so schreibt etwa die russische Komponistin Sofia Gubaidulina: Ein konsonanter Rhythmus kommt der Fibonacci-Reihe, also den Verhältnissen des »Goldenen Schnitts«, nahe, ein dissonanter entfernt sich davon. Ein Beweis dafür, dass der »Quinten-Zirkel« sich nicht kreisförmig schließt, sondern in seiner Entwicklung zur »Quinten-Spirale« tendiert.

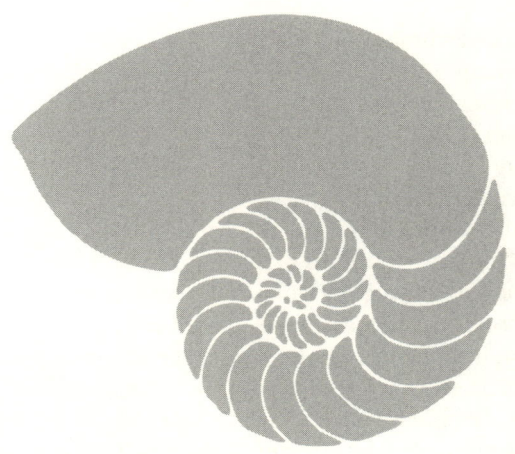

Abb. 11: Schneckenhäuser als typische logarithmische Spiralen.

Die logarithmische Spirale besticht durch ihre kühnen, gewundenen, aber stets ausgewogenen Schwingungsebenen ebenso wie durch die Symmetrie ihrer Darstellung vollendeter Harmonie und Schönheit. Tritt Wachstum, wie bei Schneckenhäusern, rotationssymmetrisch auf, so setzt die kontinuierliche Größenzunahme eine Ähnlichkeit der letzten, äußeren Schicht zur vorangegangenen voraus. In dieser Konstruktion muss jeder neue Wohnraum dem vorangegangenen ähnlich sein, aber gleichzeitig dem gesamten Körper dienen, denn Schnecken behalten ihr Gehäuse ein Leben lang am Körper. In diesem Bauprinzip gibt es keine ungenutzten, keine zu kleinen Wohneinheiten. Allein am Bauplan einer Schnecke kann der Mensch die Bedeutung der Bionik für die Entwicklung vollendeter Konstruktionen erkennen.

Leonardo da Vinci drückt seine Begeisterung über die logarithmische Spirale folgendermaßen aus:»Das Geschöpf, das im Inneren einer Muschel lebt, erreicht seinen Wohnsitz mit Fugen und Nähten, einem Dachwerk und den verschiedenen anderen Bestandteilen, ganz wie es der Mensch mit dem Haus tut, das er bewohnt; doch dieses Lebewesen vergrößert Haus und Dach allmählich in dem Maße, in dem sein Körper wächst und sich die Wände der Muschel anpasst.«

Die Natur erreicht ihr Ziele auf dem Weg der Spirale, bei optimaler Aufteilung von Zeit und Raum und sparsamem Umgang mit ihrer Energie. Im Gegensatz hierzu zieht der Mensch den schnellen, den geraden, direkten Weg vor. Die schnelle Gangart braucht die lineare Straße, die Autobahn, die direkte Schiene, nicht die Serpentine der Natur. Damit verliert sie jedoch in kurzer Zeit viel Kraft und Energie. Frontorientiert gehen und arbeiten wir, zielorientiert laufen wir, um in möglichst kurzer Zeit anzukommen. Dabei lebt jede Bewegung vom Gegenschwung, von einer energiefördernden Ausholbewegung, die jedoch im modernen Leben im wahrsten Sinne des Wortes »unter die Räder gekommen ist«.

Was nützt es, wenn man auf schnelle, direkte Art das Ziel anvisiert, es aber nur atemlos, gestresst und mit hoher Gesundheits- bzw. Verletzungsgefahr erreicht? In vielen Fällen ist man dann gezwungen, die vermeintlich eingesparte Zeit, dem Stress der Gegenwart zu opfern.

Bewegung ist anstrengend, ja, schweißtreibend, wenn sie schnell, auf direktem Wege, wie in der Stromschnelle eines eng kanalisierten Flussbettes, vorgenommen wird. Im 100-Meter-Sprint gönnt sich der Mensch keine Zeit – für die Goldmedaille bei den Olympischen Spielen in Peking reichten Usain Bolt aus Jamaika ganze 9,69 Sekunden. Bei solchen Weltrekord-Zeiten geht es um eine Bewegungsexplosion auf schnellem, direktem, geradem Wege. Hier dreht sich alles um die Leistung, der sogar die Gesundheit untergeordnet wird – selbst die gefährlichen Nebenwirkungen des Dopings werden dabei bagatellisiert. Im Gegensatz zur Dynamik betont die Spiralkinetik die verschlungenen Wege der Serpentine, denn sie bieten die Möglichkeit optimaler Energieverwertung im Schwerkraftfeld der Erde.

Spiralkinetik ist der Ausdruck natürlicher Bewegungen im Rhythmuswechsel zwischen Richtschwung und dem energiefördernden Gegenschwung – das Erfolgskonzept im Schwerkraftfeld der Erde.

Grundsätzlich stehen dem Mensch viele Bewegungsrichtungen zur Verfügung. Sehen wir uns unsere Kinder an: In ihrer Unbekümmertheit laufen sie vorwärts, rückwärts, seitwärts, links- oder rechtsgedreht, nur selten geradeaus, wie es uns für das spätere Leben anerzogen wird. Aufschlussreich ist es auch, Hundehalter

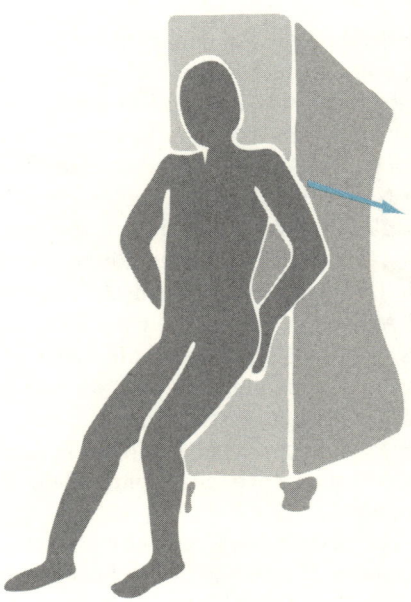

Abb. 12:   Die Rückwärtskraft ist stärker als die Vorwärtskraft.

beim täglichen Spaziergang mit ihrem Tier zu beobachten: Während der Mensch monoton seiner geordneten Gangart gehorcht, tummelt sich der Hund auf Abwegen und folgt an der Leine nur ungern der geraden Direttissima.

Aus Sicht der Biomechanik verfügt der Mensch über drei nachhaltige, bewegungsfördernde »Turboaggregate«: zum einen den bereits erwähnten Gegenschwung, der immer konträr zur Zielrichtung verläuft, zum anderen den »Rückwärtsgang«, auf den jederzeit umgeschaltet werden kann; und schließlich die überaus wirksame Spiral-Pirouette, die mit einer hohen Energieentladung einhergeht.

Die ermüdende Erdanziehung lässt sich durch den Gegenschwung als Ausholbewegung, durch den wiederholten »Rückwärtsgang« und durch die besonders energiefördernde Spiral-Pirouette optimal überwinden.

Versuchen Sie einmal den Schrank in ihrem Zimmer zu verrücken. Vorwärts rührt er sich nicht von der Stelle, rückwärts da-

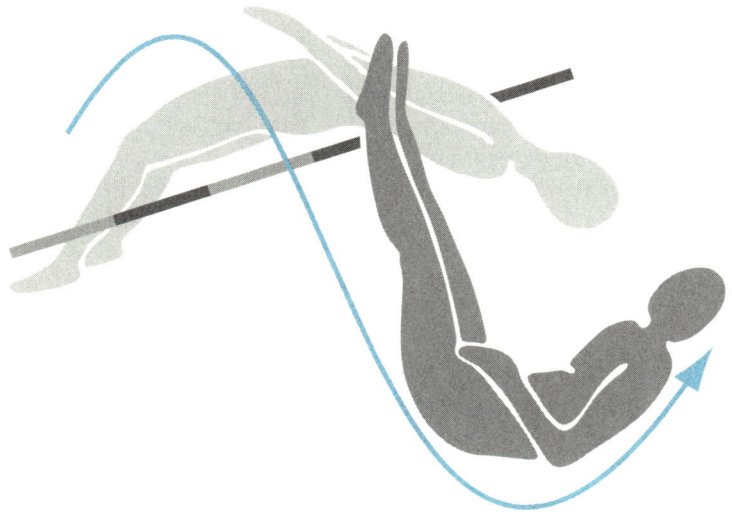

Abb. 13:   Typische Spiraldrehung des Körpers beim Hochsprung.

gegen kann es Ihnen gelingen, einen Standortwechsel von weni-
gen Zentimetern zu erreichen. Dieses stärkere Energiepotenzial
nutzen wir in der rhythmischen Spiralkinetik in allen Bewe-
gungsformen.

Der Weltrekord im Hochsprung wäre nicht entscheidend voran-
gekommen, wenn nicht der Amerikaner Dick Fosbury der Spiraltechnik durch den Gewinn der Goldmedaille in Mexiko zum
Durchbruch verholfen hätte. Heute gehört diese Rückwärtstech-
nik, bei der der Springer mit dem Rücken die Latte passiert, zur
gängigen Praxis in jedem Wettbewerb. Gleiches gilt übrigens für
Kugelstoßen, Diskus, Hammerwerfen. Besonders in diesen Wurf-
disziplinen kommt die Spiraltechnik durch die Körperrotation
zur Geltung.

In der Sportmedizin kennt man schon lange den Begriff der »Biomechanik« bezogen auf die menschliche Bewegung und Wider-

stände wie Schwerkraft, Reibung, Luftwiderstand, Trägheits-
moment etc. Parallelen zur Human-Bionik liegen auf der Hand. Die Human-Bionik zieht jedoch natürliche Vorbilder wie Spiralwirbel, Wellen, Pulsationen heran.

Jede Bewegung in eine Richtung ist auf die energiefördernde Gegenbewegung in die Gegenrichtung angewiesen. Im Zeitalter der Beschleunigung wurde aus Zeitgründen auf die gesunderhaltende Ausholbewegung verzichtet.

Anders als die Prinzipien der Sportmedizin richten sich die Erkenntnisse der Human-Bionik, speziell das Gegenschwung-Prinzip, nicht nur an Leistungssportler, sondern an jeden Einzelnen: Wir alle können sie täglich nutzen, um etwas für unsere Gesundheit zu tun.

Wir gehen und laufen zielorientiert, die Beine gehorchen nur noch dem Frontantrieb, wir arbeiten bildschirmorientiert, die Hände dienen einseitig als verlängerte Hebel auf der Tastatur oder am Lenkrad; wir durcheilen unsere Welt einseitig im Vorwärtsgang.

Bewegung und Schwerkraft: Zwei Kraftimpulse stehen sich direkt gegenüber. Wie kann man einen Bewegungsimpuls starten, ohne dass zuviel Energie allein durch die Erdanziehung vernichtet wird? Dazu stehen uns zwei entscheidende Mechanismen zur Verfügung:

- Die Pirouette als sprungfederbetonte Körperspirale ist durch das Richtschwung-Gegenschwung-Prinzip in der Lage, im Körper angelegte Lageenergie (potentielle Energie) in Bewegung (kinetische Energie) umzuformen (denken Sie an die spiralförmige Körperdrehung etwa beim Hammerwerfen oder Kugelstoßen und an die mehrfach gedrehten Pirouetten beim Eiskunstlauf).
- Rein linear ausgerichtet wirkt der Gegenschwung als sogenannte Ausholbewegung, aber durch die fehlende Rotation kann im Körper nur ein Teil der angelegten Lageenergie zur Beschleunigung genutzt werden (beim Speerwurf etwa kann die Körperdrehung nur angedeutet werden, weil der Speer als Wurfgerät linear konzipiert ist; beim Weitsprung – anders als beim Hochsprung – ist eine Landung auf dem Rücken ohne gravierende gesundheitliche Schäden nicht möglich).

Wo ist im Körper die geheimnisvolle potentielle Lageenergie verborgen? Sie liegt nicht in der Muskulatur, obwohl deren kontraktile Eigenschaften (also ihr Anspannungs-Entspannungs-Vermögen) bei der Bewegungsumsetzung die tragende Rolle spielt. Sie liegt nicht in den Gelenken, die dennoch eine wichtige Bedeutung für die Aufrechterhaltung unserer Mobilität haben. Die Lageenergie des Körpers liegt in den elastischen Fasern, verborgen eingelagert im Muskel und in der kraftübertragenden Sehne.

Unser Bewegungsreichtum liegt als potenzielle Lageenergie in den elastischen Fasern der Muskeln einschließlich der Sehnen verborgen.

Aus diesem Grunde spielt der eigentliche Produzent der elastischen Fasern, die Sehnenzelle (Fibrozyt) für unsere Gesundheit eine ganz entscheidende Rolle. Wir sollten alles daransetzen, unsere Sehnenzellen in eine gute Verfassung zu bringen bzw. zu erhalten. Die Körperspirale in Verbindung mit Gegenschwung-Stretching (siehe Seite 43 ff.) ist dabei überaus hilfreich.

Der Mensch ist so mobil und elastisch, ja, er ist so alt wie seine Bindegewebszellen.

Sehnenzellen leben, wie alle Körperzellen, vom Sauerstoff, der ihnen durch stressbedingte körperliche Anspannung genommen wird. Die Sehnenzellen sind die »Kraftwerke« unserer Elastizität in Verbindung mit dem flexiblen Anpassungsvermögen des ganzen Körpers.

Durch die Körperspirale in Verbindung mit dem Gegenschwung sind wir in der Lage, jederzeit auf ein gewaltiges Kraftpotenzial in unserem Körper zurückzugreifen. Bewegung im Schwerkraftfeld der Erde muss nicht zwangsläufig mit Anstrengung, Mühe und Schweiß gleichgestellt werden. Der Gegenschwung schafft eine Leichtigkeit der Bewegung, die Freude und Lust auf mehr macht. Konkret geht es dabei um den optimalen Gegenschwung über die zielabgewandte Ausholbewegung. Hierdurch werden die elastischen Fasern im Muskel einschließlich der kraftübertragenden Sehne bis zu 120 Prozent über ihre Ruhelage hinaus gedehnt. So können bis zu 140 Prozent der maximalen statischen Kraft hinzugewonnen werden. Mit anderen Worten: Durch die Ausholbewegung sind wir in der Lage, in der kinematischen Muskel-

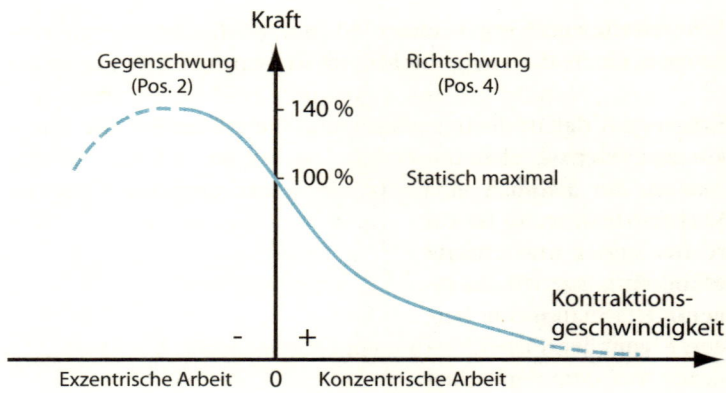

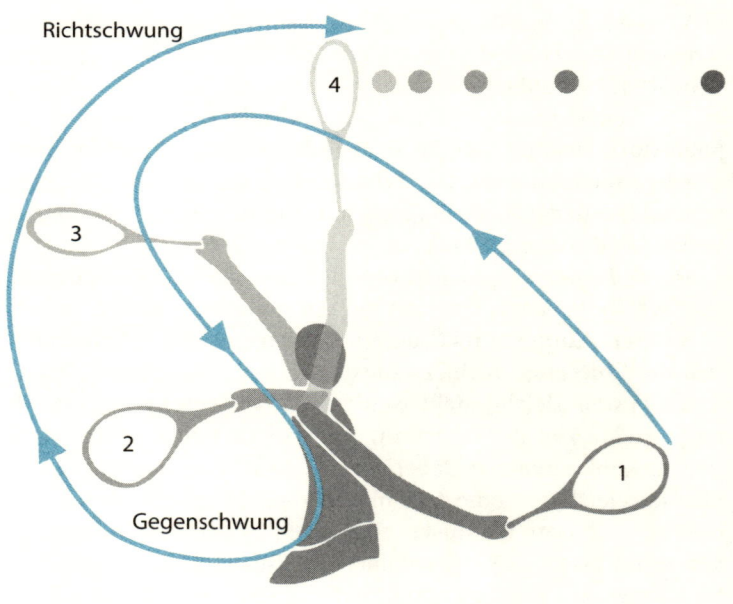

Abb. 14: Jede Bewegung lebt vom Kraftzuwachs durch Gegenschwung.

Sehnenkette einen ergänzenden 40-prozentigen Kraftschub aus-
zulösen, einen »Katapult-Effekt«, der Bewegung leicht macht.

Schon im Alltag ist die Gegenschwung-Technik als Energie-Spar-
konzept jederzeit leicht umsetzbar. Das beginnt mit dem Aufstehen aus der Sitzposition. Erstreben Sie auf direktem Wege die
Körperstreckung, so ist ein relativ hoher Krafteinsatz erforderlich, speziell aus einer tiefen Sitzposition heraus. Klappt der Körper hingegen vor dem Aufstehen geringfügig »taschenmesserartig« zusammen, wobei sich der Oberkörper den

Mit der Körperspirale und dem Gegenschwung können wir jederzeit zusätzlich eine 40-prozentige Energiereserve in unsere Bewegung mit einbeziehen. Ein Bewegungs-Turbo wird gezündet, durch den die Muskelkraft über die elastischen Fasern einen zusätzlichen Energieschub erhält.

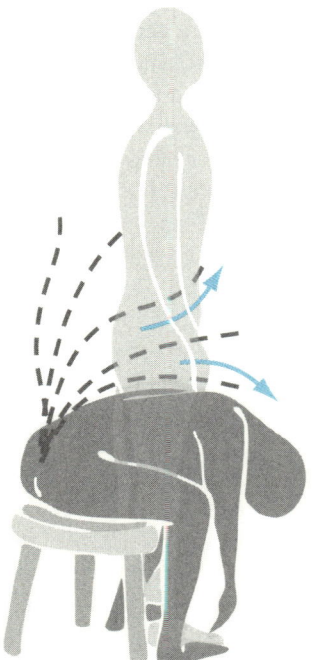

Abb. 15: Aufstehen mit Gegenschwung.

Oberschenkeln nähert, wird der so entstehende Kraftgewinn unmittelbar dadurch erkennbar, dass Sie gleichsam beflügelt in die Höhe kommen.

Durch den angedeuteten »Diener« vor dem Aufstehen werden die aktiven Muskeln im Rücken, Becken und in den Beinen 120 Prozent über ihre Grundlänge hinaus gedehnt, sie gewinnen 140 Prozent ihrer statisch maximalen Kraft hinzu. Nutzen Sie diesen Energieschub bewusst, um sich in Zukunft mit Leichtigkeit aus jeder Lage zu erheben, nach dem Motto: »Je tiefer die Sitzfläche, umso deutlicher der ›Taschenmesser-Trick‹.«

Über das taschenmesserartige Zusammenklappen des Körpers nähern wir uns, je nach Intensität, der tiefen Entspannungshocke, unserer optimalen »Energiespeicher-Position«. Beim Absprung mit den Fußspitzen dagegen wird die Energie aus dem maximal gestreckten Körper nach außen abgegeben. In der tiefen Hocke peilt der Skispringer auf der Sprungschanze den Absprungpunkt an, auf dem er sich dann katapultartig streckt: Die gespeicherte Lageenergie des Körpers wird in Bewegung umgesetzt, abzulesen in großen Sprungweiten. Dasselbe gilt für den 100-Meter-Läufer am Start. Mit der tiefen Hocke praktiziert er den Gegenschwung zum Ziel. Er wendet sich quasi in die Gegenrichtung, duckt sich zusammen und kommt auf diese Weise schneller aus den Startblöcken, als wenn er mit gestrecktem Körper beginnen würde.

Das bewegungserleichternde Gegenschwung-Prinzip greift neben der Ausholbewegung auch beim »Rückwärtsgang«. Unmittelbar wohltuend ist beispielsweise Rückwärtslaufen, weil auf diese Weise einseitig überforderten Muskeln – beim Gehen und Laufen sind dies vielfach die Waden- und Oberschenkelmuskeln – über den Umkehr-Effekt des

Rückwärtslaufen sorgt nicht nur für eine optimale Energieversorgung beim Gehen und Laufen, es ist auch ein »Stretching im Vorübergehen« bei jedem Schritt, besonders für die Waden- und Hüftbeugemuskeln.

Rückwärtsganges, eine Längenerweiterung aufgezwungen wird. Die gestressten Muskeln geben ihre Spannung ab, Sauerstoff kann nachfließen und die Muskeln sind wieder leistungsfähig. Rück-

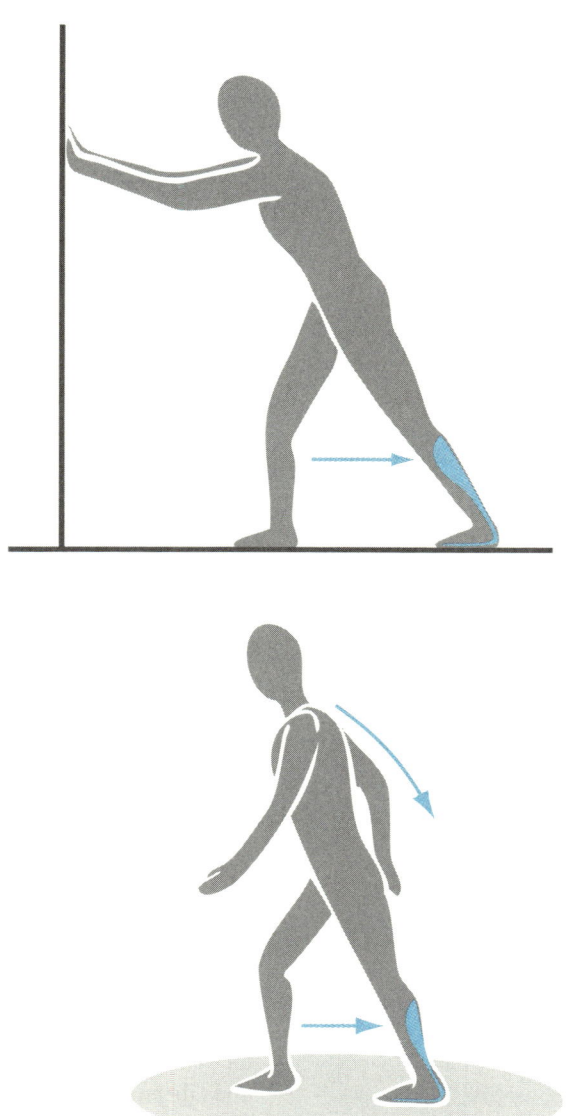

Abb. 16:   Retrowalking als Stretching im Vorübergehen für Waden, Achillessehnen und Fußsohle.

wärtslaufen ist »aktives Stretching«, speziell für die Waden- und Hüftbeugemuskeln. Beim »passiven Stretching« zeigt sich die gleiche Beinstreckung wie beim Rückwärtslaufen, nur braucht es hierfür einen zusätzlichen Zeitaufwand. »Passiv« steht für die Wirkung einer äußeren Druckkraft, die von außen auf die Muskulatur wirkt, hervorgerufen entweder vom Druck gegen eine Wand oder dem Zug einer Hand.

Den fließenden Wechsel vom linearen Vorwärts- zum linearen Rückwärtsgang schafft nur – wie könnte es anders sein – die Spirale (denken Sie nur an die spiralförmig gewundenen Autobahnauf- und -abfahrten, die durch ihre Krümmung eine allmähliche Verringerung oder Erhöhung der Geschwindigkeit und damit den Richtungswechsel ermöglichen). Beim Gehen oder Laufen erfolgt der Wechsel in die Rückwärtsbewegung durch eine rechts- oder linksgedrehte Schraubbewegung von 180°. Über 3 oder 5 Meter wird dann die Bewegung im Rückwärtsgang fortgesetzt (bitte denken Sie daran, sich vorher durch einen kurzen Blick über mögliche Unwegsamkeiten des Geländes zu informieren). Dann erfolgt eine neue »Walzerdrehung« zurück in die Ausgangsstellung. Diesen »Walzertakt« können Sie auf ihrer Lauf- oder Gehstrecke so oft »tanzen«, wie es Ihnen gefällt und Ihrer Laufmuskulatur guttut.

Die Leichtigkeit des Laufens durch die Halbkörperspirale mit halber Körperdrehung ins Rückwärtslaufen, wiederholt über maximal 5 Meter, bringt Abwechslung, Entspannung und Freude in die Bewegung.

Eine weitere Spielart der leichtfüßigen Bewegung wird durch die Körperspirale mit ganzer Körperdrehung erreicht. In einer kontrolliert verlangsamten Bewegungsschraube drehen Sie sich im Gehen oder Laufen entweder nach rechts oder links einmal komplett um die eigene Achse. Danach setzen Sie in gewohnter Weise Ihre zielorientierte Bewegung fort. Auch in diesem Falle werden die antriebssteuernden

Die Ganzkörperspirale ist eine weitere Spielart der Bewegung im Ausdauerbereich und sie hat sich besonders bei der Kraftausdauer am Berg bewährt.

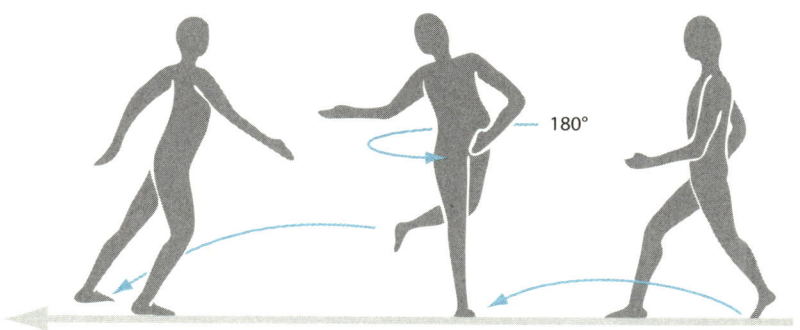

180°

Abb. 17:   Spiralförmige Halbkörperdrehung mit deutlicher Entlastung der
Beinmuskulatur.

Muskeln in den Beinen aktiv gedehnt und folgerichtig verstärkt
mit Sauerstoff und Energie versorgt. Mit der Ganzkörperspirale
vermeiden Sie wirksam eine »Energiekrise« des »Muskelmotors«
in den Beinen, wie sie häufig bei der Kraftausdauer beim Bergsteigen in Erscheinung tritt, so dass sich das Spiel mit den wiederholten Spiraldrehungen besonders beim Anstieg des Geländes
am Berg bewährt hat.

Nebenbei tun Sie mit diesem »Aus-der-Reihe-Tanzen« Ihrem Gehirn etwas Gutes, denn unser Gedächtnis lebt vom »Überraschungs-Effekt«. Die Gehirnzellen sind ein Leben lang trainierbar,
dabei sprechen sie besonders auf wechselnde Reize an, Impulse,
die besonders aus dem Bewegungsbereich kommen (siehe Seite 195). Für die meisten von uns ist die Körperspirale im Sitzen
eine Selbstverständlichkeit: Ein Bein über das andere geschlagen,
sitzt es sich entspannt und locker. Bleiben Sie ruhig bei dieser
Sitzhaltung, denn aus Sicht der Biomechanik können Stauungen
in den Beinen ausgeschlossen werden.

Den erleichternden »Sprungfeder-Effekt« können Sie nicht nur
beim Gehen und Laufen nutzen. Der »Spiralstart« hilft beim Aufstehen aus einer niedrigen Sitzposition ebenso wie beim Treppensteigen und Bergwandern. Das Aussteigen aus dem Auto ist eine
gute »Übungssituation«, um die Ganzkörperspirale zu erlernen.

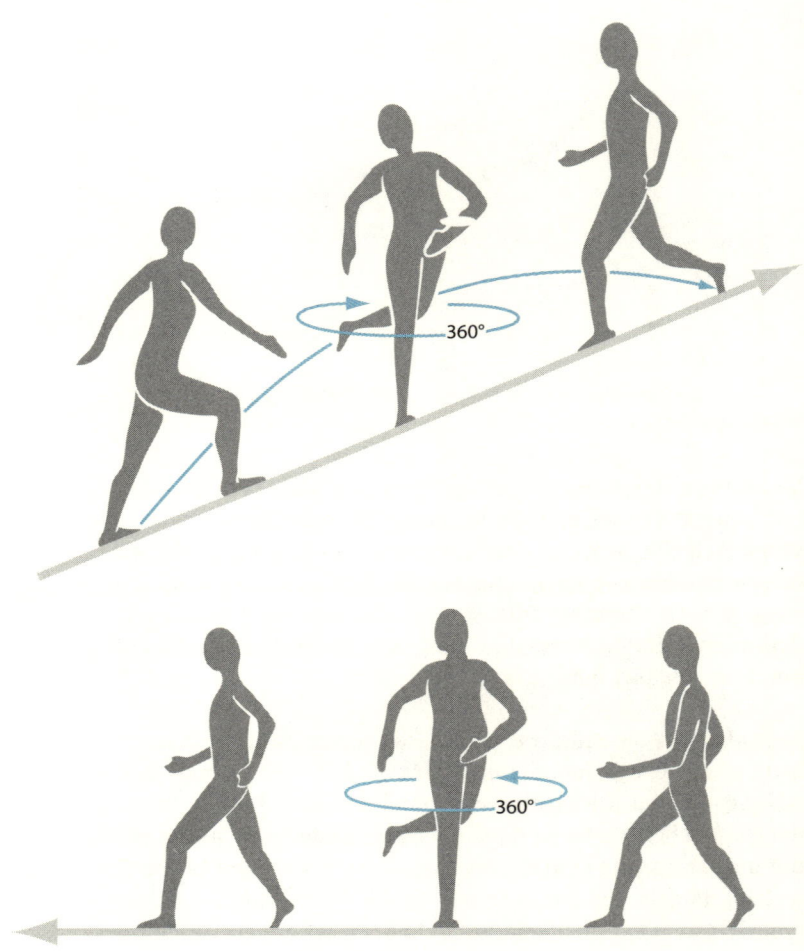

Abb. 18: Ganzkörperspirale mit deutlicher Entlastung der Beinmuskulatur, besonders beim Bergwandern.

Der Ausgang nach vorn ist versperrt, Sie können gar nicht anders aufstehen, als über eine Rechts- oder Linksdrehung der Beine und damit über die Körperspirale. Normalerweise bringen wir die Körperdrehung nicht zum Abschluss, sondern verlassen bereits nach einer Vierteldrehung auf direktem Wege seitlich das Fahrzeug.

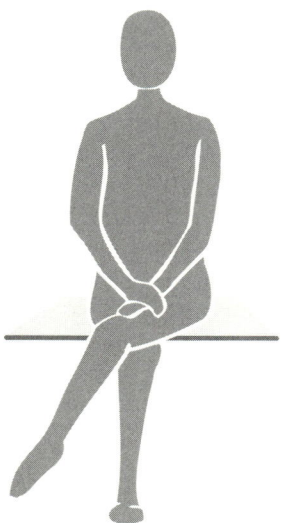

Abb. 19: Sitzen in der Körperspirale mit überschlagenen Beinen entspannt und macht locker.

Das allerdings widerspricht allen »guten Sitten« der Biomechanik. Wie wäre es, wenn Sie in Zukunft die bereits eingeleitete Körperspirale, mit einer ganzen Drehung vollenden würden? Sie werden sehr schnell feststellen, dass der Ausstieg nicht nur leichter fällt, sondern auch schwungvoller ist. Der Körper dreht über das »bogenäußere« Bein – das ist für den Fahrer das rechte, für den Beifahrer das linke Bein –, dabei können die linke oder rechte Hand durch Druck von der Lehne nachhelfen. Zugegeben, am Anfang ist diese »Pirouette« ungewohnt, aber Sie werden sie schätzen lernen, und das mit großem Gewinn für Ihre Gesundheit.

Bergsteigen und Treppensteigen über längere Passagen sind optimal für unsere Gesundheit. Kraftausdauer dieser Qualität stärkt nicht nur den Kreislauf, sonders in besonderem Maße auch die Muskulatur des Stütz- und Bewegungsapparates. Nach neuesten medizinischen Erkenntnissen muss für die Bekämpfung bedrohlicher Herz-Kreislauf-Erkrankungen, die Bedeutung der Muskulatur in ihrer Wirkung als »endokrine (innere) Drüse« völlig neu bewertet werden. Bislang ging man davon aus, dass zur

Vermeidung der Arteriosklerose das Ausdauertraining von entscheidender Bedeutung sei (siehe auch Seite 73 f.). Inzwischen weiß man: Auch Kraftausdauertraining ist wichtig, denn durch die Kräftigung der Skelettmuskulatur kommt es zur Aussendung von Botenstoffen, durch die die Gefahr der Arteriosklerose eingedämmt werden kann. Leider neigen wir dazu, kraftfördernde Aufstiege zu vermeiden, weil alle Wege nach oben mit Schweiß, Atemnot und Anstrengung verbunden sind. Mit dem Schwung der Körper-Pirouette fallen sie uns spürbar leichter. Sie zünden gewissermaßen Ihren persönlichen Energie-Turbo, der Ihnen am Berg »Flügel verleiht«, so dass es Ihnen in Zukunft nicht mehr schwer fallen wird, auf technische Steighilfen wie Fahrstuhl, Lift und Rolltreppe leichten Herzens zu verzichten.

Zwei Gründe sind es, die uns den Gang in die Höhe so schwer machen:

- Einmal ist es unsere Ungeduld, die uns die Treppe zum »Feind« macht, denn wir stürmen zu schnell nach oben. Spätestens im dritten Stock japsen wir, wie ein Fisch an Land, nur noch nach Luft.
- Bei einem längeren Aufstieg überfordern wir die Bergsteigermuskeln (Oberschenkel-Gesäßmuskeln), deren Kraftausdauer auf dem Weg in die Höhe bald erschöpft ist.

Längere Bergab-Passagen sind aber für unsere Gesundheit in gleicher Weise kritisch wie zu schnelle Aufstiege. Bergab belasten wir Wirbelsäule und Kniegelenke über Gebühr, denn bei jedem Schritt stoppen wir die Bewegung abrupt ab, außerdem geraten wir ins Hohlkreuz, was die Bandscheiben belastet. Über die wiederholt eingesetzte links- und rechtsgedrehte Körperspirale, aufwärts wie abwärts, verlieren in Zukunft jeder Berg, jede Treppe ihren Schrecken – und Sie werden gesünder.

- Lassen sie sich treppauf und bergauf Zeit, nehmen Sie pro Sekunde eine Stufe, rollen Sie den ganzen Fuß fersenbetont ab.
- Atmen Sie im Aufstieg konsequent durch die Nase. So bleiben sie in der sauerstoffreichen (aeroben) Trainingszone.

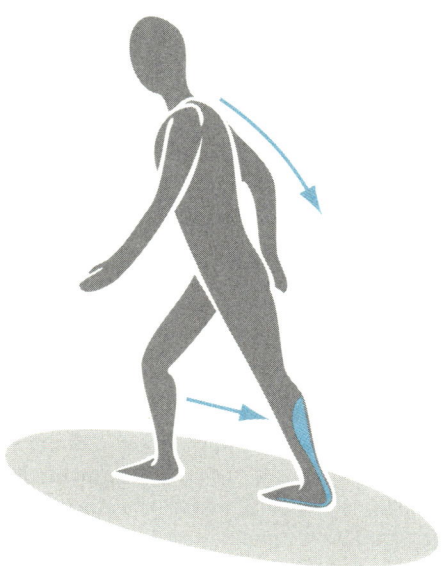

Abb. 20: *Wiederholtes Retrowalking am Berg mit deutlicher Rücken- und Knie-entlastung bei optimaler Dehnung der Waden.*

• Bauen Sie wiederholt die rechts- oder linksgedrehte Ganzkör-perspirale ein, drehen Sie langsam, kontrolliert, setzen sie da-nach im »Normalgang« ihren Aufstieg fort und rollen sie den ganzen Fuß über Ferse und Vorfuß ab. Das ist nur dann nicht mehr möglich, wenn Sie in sehr steilem Gelände unterwegs sind.

• Nach einer halbgedrehten Körper-Pirouette können Sie durch-aus auch längere Strecken konsequent rückwärts bergauf ge-hen. Auf diese Weise erholen Sie sich, denn Sie entlasten Ihre Beine, indem sie die Beugemuskeln zu Streckern umfunktionie-ren und die Strecker zu Beugern.

• Bergab gilt das Gleiche, sie setzen wiederholt die Körper-Pirou-ette ein. Über die halbgedrehte Körperspirale kommen Sie in den Rückwärtsgang, den Sie bergab auch in steilen Passagen, praktizieren sollten. Rücken und Kniegelenke werden es Ihnen danken. Bergab »retro« ist ein hochwirksames Stretching im Vorübergehen, besonders für die Waden und Achillessehnen. Keine Angst vor Stürzen, denn bergab können Sie leicht seitlich am Körper vorbei talwärts blicken, außerdem werden Sie durch Training auch »retro« immer sicherer.

- Rutschen Sie »retro« einmal aus, sind Sie automatisch auf der sicheren Seite, denn unter Sichtkontrolle können Sie mit den Händen kontrolliert reagieren. Der Bergabstand ist geringer, außerdem können Sie starke Äste von Pflanzen und Bäumen zum Halten des Körpers einsetzen. Auch die Profilsohle Ihres Bergschuhs kommt »retro« besser zum Greifen als im normalen Vorwärtsgang, Sie haben mehr Halt im steilen Gelände.

Auch unser tägliches Gehen und Laufen lebt vom Energiegewinn durch den »Gegenschwung-Effekt«. Und der funktioniert so: Zur Einleitung des Gegenschwungs schwingt das Bein in der maximalen Hüftstreckung weit nach hinten, dabei stoßen wir uns mit ganzer Kraft über die Anspannung der Waden mit dem Vorfuß vom Boden ab; das hintere Knie ist in diesem Moment absolut gestreckt. *Gehen mit betontem Hüftschwung macht Ihr Gangbild attraktiv und richtet Sie körperlich auf.* Je intensiver der Hüftschwung vorgenommen wird, umso attraktiver fällt das Gangbild des betreffenden Menschen aus, wird doch hierdurch der Körper in eine betont aufrechte Position geführt. Der Hüftschwung profitiert von den elastischen Hüftbeugemuskeln (speziell dem Hüftlendenmuskel), deren Dehnung ich Ihnen besonders ans Herz legen möchte (Abb. 21), denn langes Sitzen führt zur Schrumpfung dieser Muskeln.

Nach dem Abheben der Fußspitze vom Untergrund ist beim Vorschwingen des Beines in der Flugphase das Anheben des Vorfußes mit Zehenstreckung angesagt. Dieses Vorfußheben als »aktives Stretching« ist sehr wichtig zur Längenerweiterung der Wadenmuskeln, erhalten sie doch durch Gegenschwung-Stretching einen kurzen Erneuerungsschub durch Sauerstoff, der beim betonten Vorfußlaufen entfällt. Bei maximal 20° gebeugtem Knie setzt die Außenkante der Ferse zuerst auf dem Boden auf, um danach spiralförmig am Untergrund abzurollen. Die Spiralbahn am Boden ist das Ergebnis einer Kombinationsbewegung des oberen und unteren Sprunggelenkes, so dass sich nach dem Abrollen des

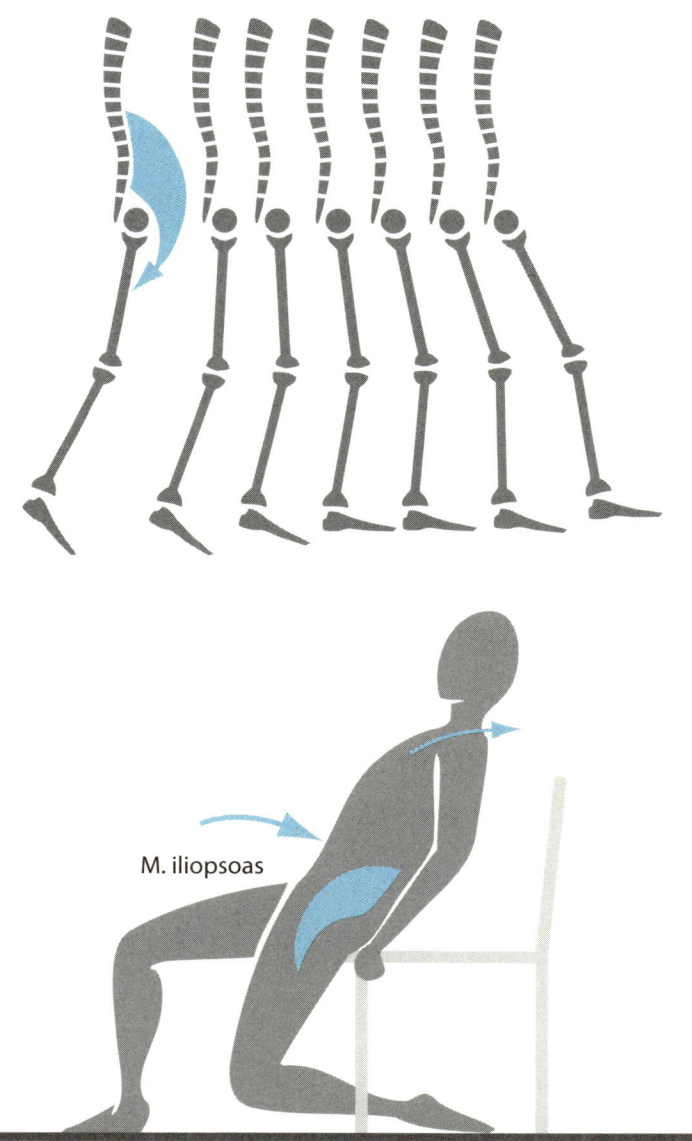

M. iliopsoas

Abb. 21: Verbesserung des Gangbildes durch den rückwärtigen Hüftschwung und durch wiederholte Dehnung der Hüftbeugemuskeln bei langem Sitzen.

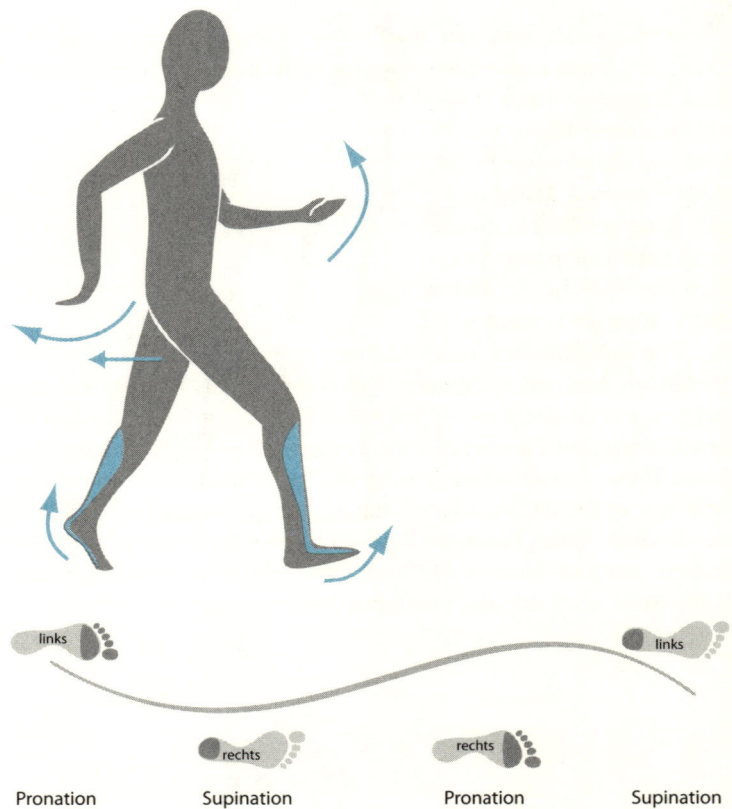

Abb. 22: *Durch die Innenrotation (Pronation), gefolgt von der Außenrotation (Supination) der Füße entsteht beim Abrollen auf dem Boden eine typische Spiralform, die durch das Heben und Senken der Füße in den oberen Sprunggelenken eingeleitet wird.*

ganzen Fußes bei maximaler Hüftstreckung der Bewegungskreis schließt, indem sich der Vorfuß zwischen der ersten und zweiten Zehe vom Boden abstößt.

Die spiralförmige Abrolllinie des Fußes am Boden ist das Ergebnis einer Kombinationsbewegung des oberen und unteren Sprunggelenkes. Eingeleitet wird das Aufsetzen des Fußes mit einer Außendrehung des hinteren Rückfußes über die Außenkante der Ferse. Im Anschluss erfolgt eine Innendrehung des Vorfußes zur Einleitung der hinteren Abstoßposition. Diese Spiralrotation lässt durch das Anheben des Mittelfußes ein Fußgewölbe entstehen, aufgebaut als vorderes Querund sinnvoll ergänzt durch das C-förmige Längsgewöl-

Gotische Kathedralen und das menschliche Fußgewölbe haben etwas gemeinsam: Ihre Spiralkonstruktion ermöglicht Standfestigkeit, Gleichgewicht und die Freisetzung von Energie, die durch Vibrationskräfte entsteht.

be. Wie das Gewölbe einer Kathedrale erhebt sich der Fuß am Boden als tragendes Element. Knochenkeile als »Bausteine« der Keilbeine ermöglichen eine bogenförmige Anordnung, die durchaus mit den Spiralbögen von Kirchengewölben verglichen werden kann. Dieses Konstruktionsprinzip des menschlichen Fußes ermöglicht eine optimale Druckverteilung auf der gesamten Kontaktfläche des Bodens. Jedes Gewölbe wird von einer Keilkonstruktion gehalten, am Fuß sind es die Keilbeine und beim Gewölbe einer Kathedrale wird die abschließende Verriegelung durch den letz-

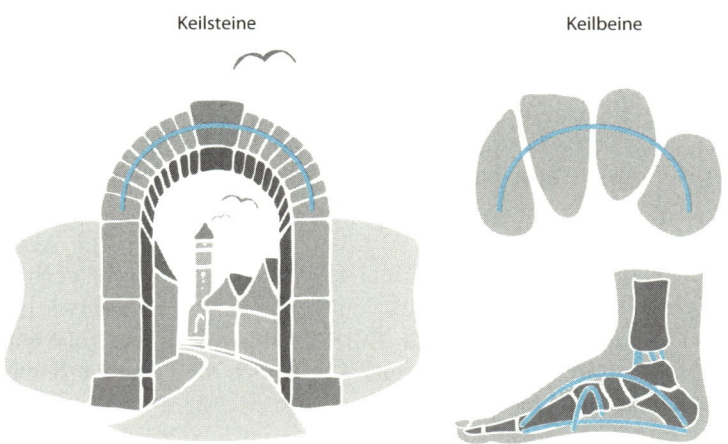

Keilsteine   Keilbeine

Abb. 23: Die keilförmige Konstruktion des Fußgewölbes entspricht den Rundbögen alter Kathedralen.

ten, obersten Stein in Keilform vorgenommen. Diese Spiralkonstruktion eines Gewölbes steht für Gleichgewicht, Standfestigkeit, Stoßdämpfung, so dass Vibrationskräfte Schwingungsenergien freisetzen, die diese Konstruktion für die Ewigkeit ausweisen.

Aus Sicht der Human-Bionik ist beim Langstreckenlauf die vordere Landung des Fußes mit der Außenkante der Ferse eminent wichtig, wird doch hierdurch eine Vordehnung der Achillessehne vorgenommen. In dieser Beziehung sind Pferde und Kamele wahre Energiesparwunder. Diese ausdauernden Läufer verfügen in den Beinmuskeln über besonders lange Sehnen, die wie Spiralfedern arbeiten. Sie werden beim Aufsetzen entsprechend vorgespannt, so dass die gespeicherte Lageenergie beim Abheben des Fußes bzw. Hufes in Bewegungsenergie umgesetzt werden kann, was etwa die Hälfte der Muskelkraft einspart.

Pferde sind wahre Energiesparwunder: Im Galopp ersetzen sie 50 Prozent der notwendigen Muskelkraft durch die vorgedehnte Achillessehne. Der Mensch kann das auch, wenn er im Ausdauerbereich beim Laufen bei der vorderen Fußlandung mit der Außenkante des Fußes am Boden aufsetzt.

Beim Menschen übernimmt diese bewegungsfördernde Spiralfederfunktion die Achillessehne – aber eben nur dann, wenn der Fuß bei der vorderen Bodenlandung mit der Außenkante der Ferse aufsetzt.

Beim Rückwärtslaufen geschieht alles in der umgekehrten Reihenfolge: Beim intensiven Zurückschwingen des Beines aus den Hüften heraus setzt der Vorfuß zuerst auf. Sie werden schnell feststellen, dass es gar nicht anders geht, womit die andauernde Debatte über die angeblichen Vorzüge des Vorfußlaufens im Ausdauersport beigelegt ist. Wenn beim Rückwärtslaufen der Vorfuß der erste Landungspunkt am Boden ist, so kann es beim Vorwärtslaufen nur der Rückfuß sein. Auch im Rückwärtsgang rollt der ganze Fuß am Boden ab, so dass schließlich die Ferse der letzte Punkt ist, von dem aus man sich wieder abstößt.

Grundsätzlich kann man beim Gehen und Laufen drei Aufsetzpunkte des Fußes am Boden unterscheiden. Sie stehen in einem klaren Zusammenhang mit der Bewegungsgeschwindigkeit:

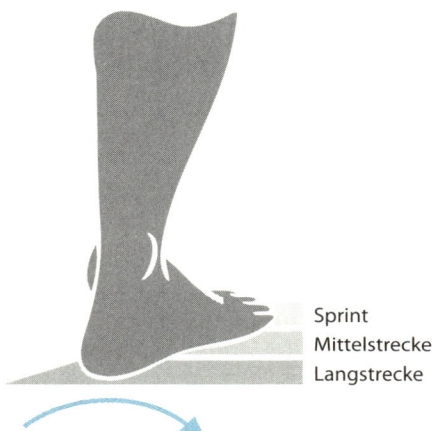

Sprint
Mittelstrecke
Langstrecke

Supination beim vorderen Aufsetzen des Fußes

Abb. 24:   Die drei typischen Aufsetzpunkte des Fußes: Sprint im Vorfuß – Außenkante Mittelfuß auf der Mittelstrecke – Außenkante Ferse auf der Langstrecke.

- Im Ausdauerbereich, also beim Laufen über Langstrecken, liegt der erste Aufsatzpunkt des Fußes an der Außenkante der Ferse, da das Knie in diesem Moment 20° gebeugt ist und somit teleskopartig die Bodenschläge zur Entlastung des Rückens abfangen kann.
- Nimmt die Laufgeschwindigkeit über Langstrecken zu, wie bei Leistungssportlern im Triathlon, so verschiebt sich der erste Punkt der Bodenlandung nach vorn in Höhe der Außenkante des Mittelfußes, so dass zur Körperdämpfung (Vibration) jetzt neben dem Knie verstärkt das Längs- und Quergewölbe des Fußes mit einbezogen werden kann.
- Bei der schnellen »Gangart« des Menschen im Sprint bis zu den Mittelstrecken ist Vorfußlaufen angesagt. Bei diesem Tempo fehlt es an Zeit für das kontinuierliche Abrollen des ganzen Fußes, die Wadenmuskulatur verbleibt in der verkürzten Stressspannung, weil das aktive Stretching über das Anheben des Vorfußes entfällt. Entsprechend hoch sind die chronischen Funktionsstörungen, speziell der Waden und der Achillessehnen bis in die Fußsohle hinein.

Parallel zum »Laufwerk Beine« pendeln die Arme seitwärts am Körper mit bis zu 90° gebeugten Ellbogengelenken, dabei tendieren die Hände in der Vorwärtsbewegung einer gewissen Streckhaltung entgegen. Beim Zurückschwingen fallen Hand und Finger umgekehrt in eine leichte Beugehaltung. Spiralförmig bewegen sich die Schultern einschließlich der Arme, indem sie der rechts- und linksdrehenden Brustwirbelsäule folgen. Der Mensch ist mithin ein »Rotations«- oder »Diagonal-Läufer«. Unsere Bewegung ist nicht geradlinig ausgelegt – im Gegenteil, wir schrauben uns gewissermaßen spiralförmig nach vorn.

Mit der Armrotation bei betontem Hüftschwung bewegen Sie sich körperbetont und machen die Straße zum Laufsteg einer neuen Gehkultur.

Der »Gegenschwung-Effekt« erspart uns nicht nur Mühen und Beschwerden in Verbindung mit der körperlichen Bewegung, er wirkt auch gegen die krankheitsfördernde Monotonie im Stressalltag, wenn unsere Hände nur noch betont frontorientiert als verlängerte Hebel an Maschine, Motor, Instrument oder Computer funktionieren. Auf die energiefördernde Wirkung der Ausholbewegung wurde bereits hingewiesen (siehe Seite 41 ff.). Für den Stressalltag gilt jedoch, dass mit dem technischen Fortschritt

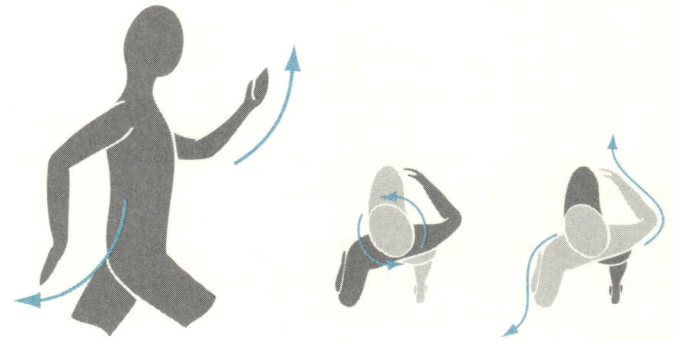

Abb. 25: Mit gebeugten Ellbogen rotieren beide Arme seitlich am Körper. Bei der Vorbewegung tendiert die Hand in eine leichte Streckung, bei der Rückbewegung fallen die Finger in die Hohlhand.

diese sauerstofffördernde Initialzündung vor der Belastung vernichtet wurde. Die Folge sind schmerzhafte Muskel-Sehnenverspannungen bzw. -erkrankungen, die nicht selten in einer chronischen Berufskrankheit enden (siehe Kapitel 8). Mit Gegenschwung-Stretching, das die verlorengegangene Ausholbewegung ersetzt, haben Sie es selbst in der Hand, ständig für einen optimalen Energienachschub in Muskeln, Sehnen und Gelenken zu sorgen, indem

Gegenschwung-Stretching, alle 2 Stunden jeweils 7 Sekunden, ersetzt die energiefördernde Ausholbewegung, die im technischen Zeitalter auf der Strecke geblieben ist. Rücken, Muskeln, Sehnen und Gelenke danken es ihnen.

Sie im monotonen Berufsalltag möglichst alle zwei Stunden über jeweils 7 Sekunden diesen Ausgleich praktizieren (siehe Kapitel 9).

Kapitel 5
Wir können die Welle nicht aufhalten, aber auf ihr surfen: So machen Sie das Beste aus dem Stress

Stress braucht der Mensch zur Antriebsförderung. Als Auslöser des »Kampf und Flucht«-Reflexes sicherte die physiologische Stressreaktion in den Anfängen des Menschen sein Überleben auf dem Erdball. Ein Zuviel an Stress aber macht krank, insbesondere dann, wenn die Reaktion, die Stress im Körper verursacht, nämlich zu kämpfen oder zu flüchten, nicht mehr auf körperliche Weise ausgelebt werden kann.

Stress in seiner Kampf-und-Flucht-Reaktion fordert von uns Bewegung, optimal als Aktivität großer Muskelgruppen der Beine, die mindestens ein Sechstel unserer Muskeln aktivieren.

Solange wir noch kämpfen und flüchten konnten, wurde die Stressreaktion im Körper unmittelbar abgebaut. Die Entwicklungsgeschichte des Menschen hat jedoch seine Mobilität immer weiter eingeschränkt. Waren unsere Vorfahren als Jäger und Sammler täglich in einem Umfang von ca. 20 Kilometern aktiv, so schrumpfte dieser Bewegungsradius mit Beginn der Sesshaftigkeit auf ca. 10 Kilometer täglich. Der Mensch im Technik-Zeitalter schafft am Tag nur noch klägliche 1 000 Meter.

Die Welt hat sich seit der Steinzeit revolutionär verändert, nur der Mensch in seiner genetischen Anlage ist derselbe. Genetisch reagiert der Mensch auf Stress immer noch wie im Steinzeitalter. Die im Körper angestoßene Stressreaktion kann nur durch Bewegung und Entspannung optimal ausgeglichen werden. Stress wirkt im menschlichen Organismus praktisch dreidimensional:

- Allgemein auf das gesamte Herz-Kreislauf-System.
- Peripher im Bereich des Stütz- und Bewegungsapparates.
- Zentral auf das Gehirn mit seinen peripheren Nervenbahnen.

Die Stressreaktion wird angestoßen, aber die Möglichkeit zu kämpfen oder zu flüchten ist im Technikzeitalter praktisch verloren gegangen. Die Folge ist eine regelrechte Versorgungskrise, weil Stress im Körper Substanzen zum Antrieb des Herzens, der Muskeln und Gelenke bereitstellt, damit die automatische Kampf-Flucht-Reaktion überhaupt in die Tat umgesetzt werden kann. Stress ohne Bewegungsausgleich beschwört im Körper eine Krisensituation herauf: die angekündigte Aktion wird ein ums andere Mal abgeblasen, sie fällt ganz einfach aus.

Stress und Bewegungsmangel – unsere Lebenskerze brennt gleichzeitig an beiden Enden!

Der Mensch im Zeitalter der Technik steckt in einem doppelten Dilemma:

- Zum einen fehlt ihm die allgemeine Bewegung mit gravierenden Folgen für das gesamte Herz-Kreislauf-System.
- Zum anderen leidet er unter der intensiven, einseitigen Überaktivität der Hände als verlängerte Schalthebel an Motor, Instrument und Computer mit peripheren Stressfolgen. Parallel kommt es zu zentralem Stress durch die hohe Dichte zentral zu verarbeitender Sinnesreize im Gehirn.

Obwohl im Körper alle Warnlampen aufleuchten, kann sich der Mensch offensichtlich nur schwer aus dieser Alarmsituation befreien. Die Anspannung im Körper wird unerträglich – zum einen ist sie ständig präsent, zum anderen wird die Stressspannung peripher und zentral noch gesteigert. Zusätzlich wirkt die Flut von Reizen, die uns täglich umgibt, weiter krankheitsauslösend.

- Hell ist die Welt, zu hell, denn mit den vielen Lampen haben wir die Nacht zum Tag gemacht. 1876 hat Edison die Glühlampe erfunden. Seit dieser Zeit schläft der Mensch im Durchschnitt

2 Stunden weniger. Unsere Schlafzimmer sind keine »schlafenden Zimmer« mehr, sondern bestückt mit Geräten (Radio, TV), die uns Tagesaktivität und nicht den beruhigenden Nachthimmel suggerieren.

• Klang auf Dauer und mit hoher Intensität wird zum Lärm. Innenohrschäden sind die Folge. Das Ohr kann den akustischen Dauerstress nicht mehr verarbeiten und gibt ihn uns als Tinnitusgeräusch wieder zurück. »Hyperakusis« heißt die neue Lärmkrankheit, wenn Geräusche Qualen hervorrufen und dabei gleichzeitig körperliche Schmerzen empfunden werden. Etwa eine halbe Million Menschen leiden inzwischen an dieser Zivilisationskrankheit, bei der das klingende Telefon zum Maschinengewehr, die Küchenmaschine zum Folterinstrument wird.

• Wir leben in einem Zeitalter stetiger Beschleunigung. Immer mehr stürmt in immer kürzeren Abständen auf uns ein. Wir glauben, keine Zeit mehr zu haben, obwohl Zeit nicht wahrgenommen werden kann, denn Zeit ist nicht objektiv, sondern relativ, sie wird in unserem Gehirn konstruiert.

Zeit ist die Wahrnehmung von Ereignissen, denen wir unsere Aufmerksamkeit schenken, die kommen und gehen, wobei die eigentlichen »Zeitfenster« nur durch bewusste Achtsamkeit geöffnet werden können. Wird der Takt der Ereignisse schneller, so schrumpft automatisch das »Zeitfenster« der Gegenwart. Uns zerrinnt die Zeit zwischen den Fingern, wobei das Gehirn mit einer Fülle wechselnder Impulse torpediert wird. Alles gleichzeitig und sofort: Angesichts dieses überzogenen Anspruchs der Multitasking-Gesellschaft kommt das Gehirn ganz schnell an seine Grenzen und zwar dann, wenn die Ereignisse nicht nur wahrgenommen, sondern auch verarbeitet werden müssen. Entscheidungen brauchen Zeit – mindestens eine Sekunde. Fehlt dieser Moment der bewussten Entscheidung aufgrund der Gleichzeitigkeit der Ereignisse, so entsteht im Gehirn ein Entscheidungsstau, der wesentlich für den zentralen Stress verantwortlich ist. In der

Im Gleichzeitigkeitswahn der Multitasking-Gesellschaft geht nicht mehr eins nach dem anderen. Das Gehirn ist chronisch überlastet, weil die Zeit zum verarbeitenden Lernen fehlt.

Multitasking-Gesellschaft wird zwar vieles gleichzeitig wahrgenommen, es wird jedoch nur unvollständig verarbeitet, nicht in einen tiefgreifenden Lernprozess hineingeführt. Durch den schnellen Wechsel der Informationen wird die Schnelligkeit der registrierenden Wahrnehmung häufig mit Intelligenz verwechselt. Kann das Gehirn aber nicht mehr aktiv auf den äußeren Impuls reagieren, so muss jeder Versuch der Gleichzeitigkeit scheitern.

Der Negativ-Spirale Stress kann man sich bevorzugt durch Bewegung im Ausdauerbereich über mindestens 30 Minuten entziehen. Doch vielfach tun wir das genaue Gegenteil, bleiben dem Stress bewegungslos ausgesetzt, oder – schlimmer noch – versuchen ihn zu kompensieren, indem wir mehr essen als uns guttut. Angesichts unserer kalorienreichen Ernährung ist damit eine weitere negative Körperbilanz vorgezeichnet, bedenkt man, dass einer täglichen Zufuhr von 2 300 Kilokalorien lediglich ein Verbrauch von 1 500 Kilokalorien gegenübersteht.

Die Mehrzahl der Menschen im Technikzeitalter bringt sich mit Messer und Gabel um. Entsorgungskrisen treffen nicht nur die Umwelt – ein Kalorienüberschuss von 800 Kilokalorien täglich missbraucht die Innenwände der Arterien als »Müllhalden« ungenutzter Energie. Arteriosklerose in Verbindung mit Bluthochdruck ist die Folge.

Die Negativ-Spirale Stress hat aber nicht nur eine körperliche, sondern eine ebenso gefährliche psychosoziale Komponente. Während Frauen vielfach unter der Doppelbelastung in Haushalt und Beruf leiden, schlägt bei Männern der zweifache Druck in der Hierarchie einer Firma negativ zu Buche. Mitarbeiter in sogenannten »Sandwich-Positionen« verspüren den Leistungsdruck von oben und von unten. Kommt in einer derartigen Situation zum persönlichen Ehrgeiz noch die fehlende Anerkennung von Seiten der Kollegen hinzu, fehlt vor allem eine grundlegende Vertrauensbasis, so genügt ein geringer Anlass, um alle Sicherungen im Körper durchbrennen zu lassen. Vertrauen durch Anerkennung fördert die Ausschüttung der Glückshormone Serotonin und Dopamin. Sie lassen ein Gefühl der Zufriedenheit und des Erfüllt-Seins aufkommen, das der ungarisch-amerikanische Wissenschaftler Csikszentmihalyi »Flow-Effekt« nennt. Wenn wir Zeit positiv erleben wollen, ist es überaus wichtig, dass wir lernen, die richtige Einstellung zu den Dingen zu finden, die innerhalb der Zeit geschehen. »Zeit« wird, wie wir erfahren haben, im Kopf jedes Einzelnen konstruiert. Darum ist es so wichtig, Aufgaben im Alltag aus eigenem Antrieb heraus zu tun: Wir werden unsere Zeit dann als erfüllter erleben. Wird Arbeit dagegen mehrheitlich fremdbestimmt empfunden, als etwas, das uns aufgezwungen wird, so wird Zeit stressbetont und vorwiegend negativ wahrgenommen. Es ist ratsam, in dem was man tut, vollständig aufzugehen. Dabei stellt sich ein Gefühl der Selbstvergessenheit ein und die Zeit verliert ihre Begrenztheit. Im Zustand des »Flow«, der keineswegs nur Dirigenten, Chirurgen, Malern vorbehalten ist, bringt das Gehirn, trotz größter Belastung im erfüllten Handeln immer wieder beeindruckende Kreativitätsschübe zustande.

39 Prozent aller Erwachsenen leiden laut einer Allensbach-Umfrage unter psychosozialem Stress im Privatleben und im Beruf.

Stress kann man nicht vollständig verhindern, an der subjektiven Einstellung zu äußeren Ereignissen jedoch kann jeder Einzelne arbeiten. Die Devise dabei könnte lauten: Protestiere nicht gegen Stress, den du nicht verhindern kannst, nimm ihn an und mach das Beste daraus. »Wir können nicht verhindern, dass die Vögel der Besorgnis über unseren

»Wir können die Wellen nicht aufhalten, aber wir können lernen, auf ihnen zu surfen«.

Köpfen fliegen, wir können aber verhindern, dass sie in unseren Köpfen Nester bauen«, lautet eine alte asiatische Weisheit. Hindernisse im Leben sind vielfach nur schwer durch bloße Kraftanstrengung zu überwinden – man wird dabei auf Dauer nur schwächer. Oft ist es besser, sich der Energie der Widerstände zu stellen, um sich ihrer Kraft zu bedienen, nach dem Motto: »Wir können die Wellen nicht aufhalten, aber wir können lernen, auf ihnen zu surfen«.

Psychischer Stress gilt inzwischen als »weicher« Risikofaktor in der Herzmedizin, neben den klassischen »Herzkillern« Bewegungsmangel, Überge-

Angst, Ärger, Wut und innere Zwänge fressen Herzen auf!

wicht, Bluthochdruck, Fettstoffwechselstörungen und Rauchen. Innere Antreiber wie Ängste, Zwänge, Wut und Ärger können das Herzinfarkt-Risiko dramatisch steigern. Nach einer Langzeitstudie der Universität Texas an 2 500 Personen ist das Herzinfarkt-Risiko dreifach geringer, wenn die inneren Antreiber unter Kontrolle gehalten werden. Als hochwirksam hierbei hat sich Meditation erwiesen (siehe Kapitel 11).

Nobody is perfect. Auch der Umgang mit Fehlern will gelernt sein. Gestehen Sie sich zunächst einmal zu, dass Irren menschlich ist und dass man aus Fehlern lernen kann. Auf diese Weise verliert der Stress auslösende Perfektionismus seine krankmachende Wirkung. Mit jedem Fehler wächst unser Erkenntnisgrad in der schöpferischen Spirale. Allerdings ist es ratsam, nach einem Sturz wieder aufzustehen, denn aus Sicht der Spiralkinetik durchlaufen wir kreisförmig positive und negative Seiten unseres Lebens, und werden dabei nicht nur klüger, sondern auch reicher an Erfahrung. Wir wachsen körperlich wie geistig, um innerlich gestärkt auf der nächsthöheren Plattform der Spirale anzukommen.

Perfektionismus ist Stress, denn Irren ist menschlich und aus Fehlern kann man nur lernen.

Psychosozialer Stress macht krank:

- Chronischer Bluthochdruck fördert die Arteriosklerose mit hoher Herzinfarkt- und Schlaganfallgefahr.
- Die verstärkte Ausschüttung des Stresshormons Cortisol verringert die Wirkung von Insulin auf die Körperzellen. Eine Insulinresistenz erhöht den Blutzuckerspiegel und fördert die Entstehung des Typ-II-Diabetes, der bereits jetzt gehäuft bei Jugendlichen auftritt.
- Negatives Denken ist Stress für den Rücken. Rückenschmerzen kommen heute in dem meisten Fällen nicht mehr vom Heben und Tragen schwerer Lasten. Die Psycho-Neuroimmunologie macht vermehrt den psychosozialen Stress für Rückenleiden verantwortlich.
- Das Stresshormon Noradrenalin blockiert die Blutzufuhr im Verdauungstrakt. Die schützende Schleimhaut leidet und der

Erreger der Magenschleimhautentzündung, der Helicobacter pylori, hat leichtes Spiel.

- Zu viel Cortisol im Gehirn setzt Botenstoffe (Cytokine) frei, die Nervenzellen zerstören. Auch das Gedächtniszentrum, der Hippocampus, leidet. Das geht zu Lasten des Kurzzeitgedächtnisses im Alter.

- Eine erhöhte Ausschüttung von Cortisol führt zu einem Verlust der Libido, weil die Produktion der männlichen Geschlechtshormone abnimmt. Bei Frauen sind vielfach Menstruationsbeschwerden die Folge.

Kapitel 6
Stress frisst Herzen auf: Warum Ausdauertraining so wichtig ist

Stress und Bewegungsmangel prägen das Leben im 21. Jahrhundert. Sie führen zu Fettstoffwechselstörungen in Verbindung mit Adipositas (Fettleibigkeit), Bluthochdruck, Typ-II-Diabetes. Von den genannten Erkrankungen sind inzwischen ein Drittel aller Erwachsenen sowie ein Fünftel aller Kinder betroffen. Die an beiden Enden brennende Lebenskerze, von der ich schon gesprochen habe, brennt lichterloh im Feuer des »Tödlichen Quartetts«, als Ausdruck des »Metabolischen Syndroms«.

Im Zentrum der allgemeinen Stressfolgen stehen die Arterien, die ihre Aufgabe des Sauerstofftransports nicht mehr richtig wahrnehmen können. Sie degenerieren zu Mülldeponien nicht verstoffwechselter Energieträger. Das »Flüchten oder Kämpfen« unter Stressbedingungen ist nur möglich, wenn der notwendige Kraftstoff in Sekundenschnelle über die Blutbahn an die motorischen Zentren geliefert wird. Dabei tritt der Stressnerv Sympathikus mit der Ausschüttung hochwirksamer Botenstoffe auf den Plan, in der akuten Stressphase bevorzugt mit Adrenalin und Noradrenalin aus dem Nebennierenmark, bei chronischem Stress zusätzlich mit Cortisol aus der

Alle Aggregate im menschlichen Bewegungssystem sind auf »Start« eingestellt, jede Zelle wartet auf den Befreiungsschlag durch die Bewegung – jedoch der befreiende »Startimpuls« bleibt ein um das andere Mal aus.

Nebennierenrinde. Diese Zündstoffe liefern den zur Aktivierung der Muskulatur notwendigen Brennstoff. Als Energieträger im arteriellen Blut stehen Fett und Zucker zur Verfügung: mit diesem

Kraftpotenzial ausgerüstet kann die Reaktion des Kämpfens oder Flüchtens beginnen.

Eine innere Versorgungskrise ist unumgänglich, denn nun wird der bereitgestellte Kraftstoff nicht mehr benötigt. Wohin also mit der ungenutzten Energie? Zucker ist leicht zu verstoffwechseln, denn hierzu ist nicht vermehrt Sauerstoff erforderlich. Aber durch das Fett entsteht eine ausgewachsene Versorgungskrise, die der Körper auf seine Art löst.

Zur Verbrennung von Fett braucht er mehr Sauerstoff, der im Moment nicht zur Verfügung steht. Der Körper tut nun das, was am ökonomischsten ist; er verfährt nach der Strategie der »kurzen Wege« und deponiert das Fett vor Ort an den Innenwänden der Arterien. Ein fehlerhafter Kreislauf, bedingt durch Stress und Bewegungsmangel, hat sich geschlossen, die Arteriosklerose mit ihrer Blutdrucksteigerung nimmt ihren Anfang. Die Negativ-Spirale Stress hat damit begonnen, sich zu drehen. In Deutschland dreht sie sich inzwischen immer schneller. 20 Prozent aller Erwachsenen leiden an einem metabolischen Syndrom, 70 Prozent sind es allein bei Patienten mit Bluthochdruck. Hier die erschreckende Jahresbilanz im Überblick:

- 500 000 Herzinfarkte.
- 300 000 Schlaganfälle.
- 30 000 Beinamputationen.
- 20 000 tödliche Lungenembolien.

Bei allgemeinem Stress besteht höchste Lebensgefahr! Leider ist in der Öffentlichkeit die Angst vor einem Flugzeugabsturz wesentlich größer als die vor dem metabolischen Syndrom, das man jedoch als den entscheidenden, im Verborgenen wirkenden »Killer«

Das Risiko, vor dem der Mensch am meisten Angst hat, bringt ihn am wenigsten um!

unseres Stresszeitalters werten muss. Das entsprechende Risikoprofil kann durch Zahlen eindeutig belegt werden: Das Risiko, von einem Hai gebissen zu werden, beträgt eins zu hundert Millionen, in Zahlen ausgedrückt: 1:100 000 000. Das Risiko, bei einem Flugzeugabsturz ums Leben zu kommen, liegt bei eins zu

einer Million: 1:1 000 000, das Risiko einer Herz-Kreislauf-Erkran-
kung bei eins zu vierhundert: 1:400.

Durch die Arteriosklerose werden die Arterien zu engen Ein-
bahnstraßen kanalisiert. Der oben beschriebene »Windkessel« mit
seinem Elastizitätspotenzial verliert damit seine herzunterstüt-
zende Funktion, das Blut schießt wie im kanalisierten Fluss
schneller in Richtung Peripherie.

Wie das steigende Hochwasser kann man den Hochdruck mes-
sen und damit die Gefahr rechtzeitig erkennen. Wann droht in
unserem Körper das Was-
ser, oder besser: unser Blut   *In der Natur werden wir von Hochwasser,*
über die Ufer zu treten?   *in unserem Körper vom Hochdruck*
Hier die wichtigen Warnsig-   *bedrängt.*
nale:

- Erstes Warnsignal ist ein Blutdruck über 140/90. Der Grenzwert
  für Diabetiker liegt bereits bei 130/80.
- Zweites Warnsignal: LDL-Cholesterin über 130 mg/dl, bei be-
  stehendem Kreislaufrisiko über 100 mg/dl; HDL-Cholesterin
  geringer als 40 mg/dl, Triglyceride über 150 mg/dl, Nüchtern-
  blutzucker über 100 mg/dl.
- Drittes Warnsignal ist eine stammbetonte Adipositas: ein Bauch-
  umfang bei Männern über 102 Zentimeter, bei Frauen über
  88 Zentimeter. Das Verhältnis zwischen dem Taillen- und dem
  Hüftumfang sollte bei Männern weniger als 1, bei Frauen weniger als 0,85 betragen. Bei einem BMI (Body-Mass-Index) ab
  25 liegt Übergewicht vor, bei einem BMI ab 30 ist man richtig
  dick. Der Body-Mass-Index (BMI) ist das Körpergewicht in Kilogramm, geteilt durch die Körpergröße in Metern im Quadrat.
  Bei einer Körpergröße von 1,82 Metern und einem Gewicht von
  75 Kilogramm ergibt sich so beispielsweise ein BMI von 22.65.
- Das vierte Warnsignal geht von einem erhöhten hs-CRP-Wert
  (siehe dazu Seite 74 f.) über 3 mg/l aus.

Die Arteriosklerose spielt sich am sogenannten Endothel der Arterien ab. Das ist die Auskleidung des Gefäßsystems mit einer
dünnen, einschichtigen Zellmembran, die, über eine Fläche aus-
gebreitet, insgesamt die Größe eines Fußballfeldes erreichen wür-

de. Nach neuesten Erkenntnissen kommt einem Entzündungsherd im Körper bei der Entstehung der Arteriosklerose eine immer größere Bedeutung zu. Erst danach treten Ablagerungen von Zellen, Gewebsresten, Cholesterin auf, die insgesamt von einer dünnen Schicht überzogen sind. Im dramatischen Ernstfall reißt diese Schicht ein, eine innere Wunde entsteht, Blutplättchen verschließen diesen Endotheldefekt. Automatisch nehmen die Ablagerungen in der Arterie zu, das Gefäß ist irgendwann dicht, der Herzinfarkt oder Schlaganfall trifft uns, wie ein Blitz aus heiterem Himmel. Er macht sich bemerkbar durch Brustschmerzen – beim Vorderwandinfarkt ausstrahlend in den linken Arm, in den Unterkiefer bis in die Zähne, beim Hinterwandinfarkt bis in die hintere Brustwand und obere Rückenpartie – sowie Todesangst über 30 Minuten.

Neben der Theorie, die dem Cholesterin die entscheidende Rolle bei der Entstehung der Gefäßverengung zuschreibt, gewinnt aktuell die Entzündungs-These immer mehr an Bedeutung. An der Entstehung von Entzündungen sind die sogenannten freien Radikale wesentlich beteiligt. Freie Radikale bilden sich bei vielen Stoffwechselvorgängen, werden aber besonders von den Fettzellen gefüttert. Sie stehen mit der Atmung in Verbindung, ihre vermehrte Bildung ist aber häufig mit äußeren und inneren Faktoren in Zusammenhang zu sehen. Die Bildung freier Radikale wird gefördert durch Übergewicht, Rauchen, harte Drinks, Ozon, Umweltgifte, UV-Röntgenstrahlung, Stress, Extremsport, Entzündungen, Diabetes. Unter diesen Bedingungen werden Sauerstoffatome »radikal« in ihrem Verhalten gegenüber anderen Zellen, bedingt durch den Verlust eines Elektrons an ihrer äußeren Hülle. Im Versuch, diesen Verlust auszugleichen und das verloren gegangene Elektron wieder zurückzugewinnen, schädigen die Sauerstoffatome andere Körperzellen.

Freie Radikale sind wesentlich an der Entstehung der Arteriosklerose sowie von Krebs beteiligt. Sie fördern Entzündungen sowie die Entstehung von Rheuma, Grauem Star, Alzheimer und Parkinson und eine Schädigung des Erbgutes.

In diesem Zusammenhang sind auch die Zellkraftwerke, die Mitochondrien, von entscheidender Bedeutung, denn von ihnen hängt die Energiegewinnung im Körper ab. Mitochondrien sind Organbestandteile (Organellen) der Zellen, ihre ovale Form ist in der Zelle vom übrigen Zellinhalt getrennt. Ihre innere Form – wie könnte es bei der Energiegewinnung anders sein – ist eine Spirale. Die eigentliche »Zellatmung« im Körper findet in den Mitochondrien statt, indem aus den Nährstoffen unter Einsatz von Sauerstoff Energie gewonnen wird. Am Ende steht der universelle Energieträger aller Körperzellen, das Adenosintriphosphat (ATP). Die Mitochondrien reagieren sehr empfindlich auf alle äußeren Schädigungen, weil ihnen, im Gegensatz zum Zellkern, ein Schutzschild aus Eiweißen fehlt. Damit sind die Zellkraftwerke dem Angriff der freien Radikale nahezu schutzlos ausgeliefert. Eine Energiekrise im Körper ist die Folge: Das betroffene Gewebe schaltet auf Sparflamme, dabei werden bevorzugt Organe geschädigt, die auf einen hohen Energiebedarf angewiesen sind.

Mitochondriale Erkrankungen sind Folge einer negativen Energiebilanz der Körperzellen mit vorzeitiger Alterung des Körpers in Verbindung mit Erkrankungen des Herz-Kreislauf-Systems, des Gehirns, der Muskulatur, der Augen, der Haut, Nieren und Hormondrüsen.

An dieser Stelle ist es Zeit für eine weitere frohe Botschaft der Präventivmedizin: Durch Ausdauertraining in Verbindung mit Kraftausdauer kann den mitochondrialen Erkrankungen die Stirn geboten werden, weil die Größe und die Anzahl der Zellkraftwerke (das Mitochondrienvolumen) durch Training nachhaltig aufgestockt werden kann. In diesem Zusammenhang rückt, nach neuesten Erkenntnissen neben dem Herz-Kreislauf-System, die Skelettmuskulatur immer mehr in den Blickpunkt des Interesses, denn sie kann weitaus mehr, als nur Bewegung zu vermitteln. Die gesamte Muskelmasse des

Ausdauertraining in Verbindung mit Kraftausdauer steigert den gesundheitsfördernden muskulären Botenstoff Interleukin 6 um das Hundertfache.

Körpers ist in der Lage, wie eine »endokrine Drüse« zu wirken. Ein wichtiger muskulärer Botenstoff ist das Interleukin 6, von dem eine starke entzündungshemmende Wirkung ausgehen kann. Daraus erklärt sich seine überaus bedeutsame Schutzwirkung gegen

Arteriosklerose und Krebs. Durch Ausdauertraining in Verbindung mit Kraftausdauer kann die Interleukin-6-Ausschüttung um das Hundertfache gesteigert werden.

Bei entzündlichen »Brandherden« sowie bei chronischen Erkrankungen im Körper nimmt der Tumornekrosefaktor mit seinem Signalmolekül TNF-alpha eine führende Rolle ein. Interleukin 6 ist in der Lage, hier hemmend einzuwirken. TNF-alpha wird im Körperfett gebildet, dabei steht das Bauchfett im Blickpunkt. TNF-alpha ist wesentlich an Entzündungen im Körper beteiligt – dazu zählt auch die Arteriosklerose mit ihrer Dysfunktion des Endothels. Im Körper können an verschiedenen Stellen chronische »Brandherde« auftreten. Sie sollten in jedem Falle gelöscht, niemals jedoch bagatellisiert werden. Folgende »Brandherde« im Körper verdienen besondere Aufmerksamkeit:

- Zahnfleischbluten als Ausdruck einer Parodontitis.
- Chronischer Husten in Zusammenhang mit einer Bronchitis.
- Mandelentzündung (Tonsillitis) in Verbindung mit Nasen-Racheninfekten.
- Gastritis in Zusammenhang mit einem Helicobacter pylori.
- Entzündungen der Leber und der Gallenblase.
- Chronische Gelenkenzündungen.
- Fußpilzerkrankungen.

Entzündungen lassen sich frühzeitig aufspüren durch den Nachweis eines Protein-Markers, der in der Leber, möglicherweise auch am Ort der Entzündung in den Blutgefäßen entsteht. Er wird »C-reaktives Protein« (CRP) genannt. Die Entzündungen lassen aber auch die Zahl der weißen Blutkörperchen und die Blutsenkungsgeschwindigkeit (BSG) ansteigen.

Atemgesteuertes Ausdauertraining in Verbindung mit Kraftausdauer sind in der Lage, den Muskel in seiner Funktion als »endokrine Drüse« aufzubauen. Dabei wirkt insbesondere das Interleukin 6 als Feuerlöscher in der Bekämpfung gefährlicher Entzündungen, die auch bei der Entstehung der Arteriosklerose eine wichtige Rolle spielen.

Das CRP ist nicht nur ein Indikator, sondern auch ein Verursacher der Entzündung. Alle bisher gewonnenen Daten sprechen dafür, dass bei auf Dauer erhöhtem CRP die Fließeigenschaft des Blutes durch das Zusammenklumpen seiner Plättchen beeinträchtigt ist. Außerdem erhöht zuviel CRP im Körper die Aggressivität der schlechten Blutfette und fördert somit die Plaquebildung an den Innenwänden der Arterien. Oft geht ein erhöhter

Bei einem erhöhten hs-CRP-Wert über 3 mg/l ist das Herzinfarkt-Schlaganfall-Risiko um das Dreifache gesteigert.

CRP-Wert, am besten hochsensitiv als hs-CRP bestimmt, über Jahre einem Herzinfarkt oder Schlaganfall voraus.

Bluthochdruck wurde an anderer Stelle bereits mit dem Hochwasser in den kanalisierten Flüssen verglichen. Mit dem Schwingungsverlust der elastischen Wand, den Mäandern der Flüsse vergleichbar, wird die Windkesselfunktion speziell in der Aorta zerstört. Damit verliert das Gefäßrohr sein elastisches Kraftreservoir. Eine Herzüberlastung ist die Folge, weil die Arterien nicht mehr ihre elastische Lageenergie in den Blutkreislauf einbringen

Der Mensch ist so alt, so gesund und leistungsfähig, wie seine Arterien elastisch sind.

gen können. Allgemeines Ausdauertraining in Verbindung mit Kraftausdauer können die Elastizität der Arterien bis ins hohe Alter auf einem optimalen Niveau halten.

An der allgemeinen Stressfront ist keine Entwarnung in Sicht – im Gegenteil, die stressbedingten Erkrankungen, allen voran das metabolische Syndrom, nehmen weiter dramatisch zu. Trotz optimaler Medikamentenversorgung hat es seit 1995 keine Verbesserung der durchschnittlichen Blutdruckwerte gegeben, lautet das Resümee des Europäischen Kardiologenkongresses 2007 in Wien. Nur 41 Prozent der betroffenen Patienten erreichten den Blutdruckzielwert von 140/90. Geradezu dramatisch ist die Situation beim Typ-II-Diabetes, denn die Erkrankungsrate ist heute doppelt so hoch wie vor zehn Jahren, sie stieg in dieser Zeit von 13,5 Prozent auf 22,6 Prozent.

Der Lichtblick in diesem Szenario ist die Präventivmedizin, vorausgesetzt, es gelingt, in allen Generationen Freude an Bewegung in Verbindung mit Entspannung zu schaffen.

Kapitel 7
Minitrampolin & Co.: Das Rundum-gesund-Programm für alle

Wir leben also in einem Zeitalter des Bewegungsnotstandes. Zwischen 1850 und 2005 ist allein der Anteil der körperlichen Arbeit am Bruttosozialprodukt von 99 Prozent auf 6 Prozent gesunken. Im Durchschnitt läuft ein Deutscher am Tag lediglich 500–600 Meter in kurzen Versorgungspausen seiner achtstündigen sitzenden Tätigkeit. 65 Prozent der Männer und 55 Prozent der Frauen in Deutschland sind übergewichtig – Tendenz steigend. In den Familien wird wesentlich weniger als in früheren Zeiten miteinander gesprungen, gehüpft, getobt. Viele Kinder verbringen mehrere Stunden täglich vor dem Computer. Jedes fünfte Kind, jeder dritte Jugendliche ist zu dick, Alterskrankheiten wie Bluthochdruck und Typ-II-Diabetes sind fast schon zu Kinderkrankheiten geworden.

Gegenwärtig bewegt sich ein Kind in Deutschland täglich im Durchschnitt nur noch 15–30 Minuten intensiv.

Dabei ist Bewegung die einzige Medizin, die uns nachgewiesenermaßen gesund hält und die Alterung verlangsamt. Aber auch die Erwachsenen drücken sich um die gesunderhaltende Aktivität, denn nur jeder Zehnte zwischen 35 und 50 treibt regelmäßig Sport, ab dem Alter von 50 sind es sogar weniger als 5 Prozent. Dies, obwohl Bewegung uns nicht nur gesünder, sondern auch glücklicher macht. Im Gefühlszentrum des Gehirns, dem limbischen System, werden durch die neuronalen Botenstoffe Serotonin, Dopamin und Noradrenalin freudige Emotionen ausgelöst, gleichzeitig baut der Körper verstärkt Stresshormone ab. Aber damit dies geschehen kann, braucht es Bewegung, in der der Belastungspuls fühlbar ansteigt, und genau davor haben viele Angst.

Damit wir uns gern bewegen, muss Bewegung mit positiven Gefühlen verknüpft sein. Nur wenn sie Freude macht, ist ausreichend Motivation geschaffen, den Lebensstil dauerhaft in Richtung auf mehr körperliche Aktivität zu verändern. Positive Emotionen bilden die Initialzündung, um unsere Anlagen und Möglichkeiten in die Praxis umzusetzen und optimal zu nutzen. Die Positive Psychologie, die der Frage nachgeht, was unser Leben lebenswert macht, hat hierfür den biologischen Begriff des »Flourishing« übernommen, der soviel bedeutet wie »Erblühen«, »Aufblühen«, »Gedeihen«.

Um dauerhaft Spaß an Bewegung zu haben, müssen wir zu den Geheimnissen des Genießens vordringen:

- Genieße bewusst.
- Überlasse deinen Genuss nicht allein dem Zufall, plane ihn.
- Nimm dir Zeit zum Genießen.
- Gönne dir Genuss.
- Schule deine Sinne für Genuss.
- Genieße lieber wenig, aber richtig.
- Genieße die kleinen Dinge des Alltags.
- Genieße auf deine Art.

Die einzige Möglichkeit, ein dauerhaft glückliches, zufriedenes Leben zu führen, besteht darin, die geistige Komfortzone des Gewohnten, des Vertrauten zu verlassen und Schritte der Veränderung zu wagen. Damit Bewegung mit positiven Gefühlen und damit mit dem »Flourishing-Effekt« in Verbindung gebracht werden kann, muss sie zu etwas werden, das man mit allen Sinnen genießt. Das in diesem Buch vorgestellte Programm zielt darauf ab, Ihre persönliche Komfortzone zu erweitern, so dass Bewegung für Sie in Zukunft Ihr ganz persönliches Ausleben eines körperlichen Glücksgefühls wird, auf das Sie nur ungern verzichten möchten.

»Luxese« ist Luxus einerseits und Askese andererseits, »Luxese« entspricht unserem Lebensrhythmus in seinem ständigen Auf und Ab, denn »Wellness pur« gibt es nicht.

Leben ist Rhythmus im Wechselspiel der Kräfte zwischen Anspannung und Entspannung. Daher ziehe ich den Begriff »Luxese« der Bezeichnung »Wellness« vor, weil es den Zustand permanenten »Wohlfühlens« nicht gibt.

Jede Lebensstiländerung in Richtung Bewegung sollten Sie mit kleinen Schritten beginnen, denn so ist es viel einfacher, die »Destabilisierungsphase« durchzustehen. Sie ist zu Beginn notwendig, um die bisherigen bequemen Gewohnheiten zu überwinden. Die Umsetzung guter Vorsätze ist primär eine Strategie der kleinen Schritte, neu einzuübender Rituale, die leicht in den Stressalltag eingebaut werden können.

- Durch die Strategie der kleinen Schritte passiert Großartiges: Sie verlieren die Furcht vor dem Versagen.
- Sie werden psychisch gestärkt, Sie sind stolz auf sich selbst, denn Sie haben es geschafft, aus eigener Kraft Ihr Leben positiv zu verändern.
- Nach 3 – 6 Monaten ist Bewegung für Sie ein belebendes Ritual, der Körper schaltet auf »Automatik« und ein Leben ohne Bewegung ist auf Dauer nicht mehr möglich.
- Fördern Sie den Spaßfaktor beim Training, suchen Sie die Bewegung, die Ihrem Talent entspricht.
- Beginnen Sie sofort mit dem Training, schieben Sie es nicht auf die lange Bank.

In diesem Buch stelle ich Ihnen das musikgesteuerte Tanzjogging auf dem häuslichen Rebounder (Minitrampolin) vor. Es hat nicht nur eine ganz außergewöhnlich gesundheitsfördernde Wirkung als körperliches und geistiges Jogging. Unerreicht ist bei dieser Art von Training auch die Bereitschaft der Menschen, es in die Praxis umzusetzen (die sogenannte Compliance). Das liegt daran, dass nicht die Leistung, sondern ein positives Erleben im Vordergrund steht und den Anstoß für eine Lebensänderung auf Dauer gibt. Dies bestätigt nachhaltig eine Studie an der Universität von San Diego/ Kalifornien, in der Lauf-

Das Minitrampolin ist Ihre zu Hause unmittelbar verfügbare Komfort-Laufstrecke, auf der es nie regnet, windet oder schneit. Sie ist rund um die Uhr für Sie geöffnet.

band, Fahrradergometer und Minitrampolin miteinander verglichen wurden. Nach 10 Wochen Training zeigte sich in allen 3 Gruppen eine erhebliche Verbesserung der Fitness bei gleichzeitiger Fettreduktion. Aber nach einem Jahr offenbarten sich gewaltige Unterschiede in der Anzahl der Teilnehmer, die noch regelmäßig an den Übungen festhielten.

Nur 5 Prozent der Radfahrer (Ergometer) und 31 Prozent der Laufbandjogger betrieben ihren Sport noch regelmäßig. Dagegen trainierten noch 58 Prozent der Teilnehmer täglich auf dem Minitrampolin.

Bevor wir uns auf den Weg machen, um in der Anspannung des Alltags gesundheitsfördernde Momente des Glücks, der Zufriedenheit, des Stressausgleichs hautnah zu erleben, geht es in der Prämotivationsphase um die Planung, wann, wo und wie das alles stattfinden soll. Sie leben in einer Zeit ohne Zeit und wissen nicht, wie Sie in Ihrem Alltag Raum schaffen sollen für ein Bewegungsprogramm? Der »richtige« Einstieg in den Sport ist Ihnen darum bisher nicht gelungen? Dann nutzen Sie die Strategie der kurzen Wege. »Training im Vorübergehen« ist das Gebot der Stunde, damit Sie in Ihrer Zeitplanung nicht noch durch zusätzliche Anforderungen belastet werden. Ich möchte im Folgenden versuchen, Ihnen kurze, bildliche Botschaften an die Hand zu geben, die Sie nicht so schnell vergessen, weil sie einen hohen Erinnerungswert aufweisen. Zusätzlich schlage ich Ihnen Rituale vor, die Sie im Laufe des Tages immer wieder durchführen können. Ihre Signalkraft wird Sie über alle Unwägbarkeiten der täglichen Anforderungen hinwegführen.

Betrachten Sie in Zukunft ihr Wohnzimmer, den Stuhl, auf dem Sie sitzen, die Treppe, Ihr Auto, die Wartezeit am Bahnhof als Ihr Fitness-Studio: Gestalten Sie Ihre Pausen und die kleinen Unterbrechungen Ihres Arbeitsalltags schöpferisch.

Training im Vorübergehen, Bildbotschaften und Antistress-Rituale führen Sie über alle Unwägbarkeiten der täglichen Anforderungen hinweg.

Jetzt müssen wir noch herausfinden, zu welchem Trainings-Typ Sie gehören. Man unterscheidet vier Kategorien:

A Athletischer Typ
Vorwiegend Männer, die Krafttraining, aber ebenso Ausdauer-
training in wechselnden Wettbewerben bevorzugen. Analytische
Trainingssteuerung durch moderne Messgeräte.

B Praktischer, pragmatischer Typ
Bevorzugt Training im Vorübergehen am Arbeitsplatz, nutzt die
schöpferische Pause zur Entspannung und die 15-minütige Bewegungs-Episode auf dem Arbeitsweg.

C Sozialer Typ
Liebt den Sport in der Gruppe, im Verein. Trifft sich gerne samt
Minitrampolin einmal pro Woche mit Gleichgesinnten zum ge-
meinsamen Tanzjogging.

D Romantischer, emotionaler Typ
Prädestiniert für das Laufen mit allen Sinnen und für das musikgesteuerte Tanzjogging auf dem Minitrampolin.

Die »Lerchen« unter uns sind die Frühaufsteher, die ihr Bett mit
einem Lied auf den Lippen verlassen. Sie suchen bereits am frühen Morgen ihren Stressausgleich durch Ausdauertraining. Die
»Eulen« sind am Morgen verschlafen, ihre Domäne ist der Abend.

Haben Sie sich wiedererkannt? Dann ist die Planungsphase jetzt
abgeschlossen. Es sind alle Voraussetzungen gegeben, Ihrem Ent-
schluss einer Lebensstiländerung Taten folgen zu lassen. Sicher-
heitshalber sollten wir schon jetzt Gegenstrategien für den Fall
entwickeln, dass außerplanmäßige Ereignisse Ihre »Luxese-Agenda« durcheinanderbringen. Überraschender Besuch kündigt sich
an; Sie möchten eine wichtige Kino- oder Theateraufführung auf
keinen Fall versäumen? Für
solche Fälle sind leicht um-   *Unvorhergesehenen Störfällen in der*
setzbare »Bewegungs-Epi-   *»Luxese-Agenda« wird mit »Bewegungs-*
soden« vorgesehen. Episo-   *Episoden« begegnet.*
den im Leben sind kleine,
aber durchaus erlebnisstarke Begebenheiten, die zudem einen
hohen »Memory-Effekt« aufweisen.

»Bewegungs-Episoden« sind Mini-Trainings im »Ausdauer-bereich« von circa 15 Minuten, die ganz nebenbei im Stressalltag praktiziert werden können, so dass Ihr täglicher »Übungsfaden« niemals abreißt. Sie steigen bewusst eine oder zwei Stationen früher aus S-Bahn oder Bus aus, um in beschleunigter Gangart (Walking) den letzten Teil Ihres Heimwegs anzutreten. Auch Treppentraining bei längeren Wartezeiten ist geeignet für diese Kurzform des Ausdauertrainings. Nehmen wir an, Ihr Zug fährt erst in 20 Minuten. Wenn Sie ruhig stehen bleiben und alle 30 Sekunden einen Blick auf die Uhr werfen, vergeht diese Zeit überaus langsam. 4 Stufen einer Treppe genügen für eine »Bewegungs-Episode«, bei der Sie Ihr Gepäck problemlos im Auge behalten können. Gehen Sie kontrolliert die 4 Stufen langsam rückwärts treppauf, danach vorwärts treppab. Die Zeit wird deutlich schneller vergehen und Ihr Körper wird mit frischem Sauerstoff versorgt, bevor Sie sich in den Zug setzen. »Retro-walking« ist ein hervorragendes Koordinationstraining, außerdem ein Stretching im Vorübergehen für Waden und Achillessehnen. Keine Angst vor Stürzen: Sie werden diese neue Herausforderung hochkonzentriert angehen, was Sie vor Unfällen bewahrt.

»Bewegungs-Episoden« sind 15 Minuten Mini-Trainings im Ausdauerbereich, eine Sonderform der Bewegung »im Vorübergehen«.

In unserer »Luxese-Agenda« bestimmen nahe Zielvorstellungen das Programm. Der erste Orientierungspunkt ist die 4-Wochen-Grenze. Wenn wir sie erreicht haben, ziehen wir kurz Bilanz. Mein Vorschlag: Sie setzen für diesen Tag eine Belohnung für sich aus. Erfüllen Sie sich an dem betreffenden Abend einen besonderen Wunsch, den Sie vorher festgelegt haben. Mit der Zeit gehen Sie dann nach und nach auf eine Bilanzierung in 3-Monats-Schritten über. Bleiben Sie dran und setzen Sie nur dann aus, wenn Sie Halsschmerzen haben oder anderweitig krank bzw. verletzt sind: In diesen Situationen kann falscher Ehrgeiz nur schaden.

Achtung: Es gibt einen Gegner, der alles daran setzen wird, ihre »Luxese-Agenda« zu Fall zu bringen. Die Rede ist vom »inneren Schweinehund«. Mit der »Luxese-Agenda« schalten Sie Ihren »inneren Schweinehund« aus, und zwar durch den »In-the-mood-Effekt«. Allein der Rhythmus der antriebsfördernden Musik bringt Sie am Abend aus dem bequemen Sessel auf Ihre »Tanzjogging-Minibühne«, so dass Sie auch nach einem langen Arbeitstag zu Hause noch einmal richtig in Schwung kommen, denn Tanzen als stärkstes Ausdruckmittel unserer Seele ist gleichzeitig die Poesie unserer Füße.

- Sie nutzen den »In-the-mood-Effekt« Musik bewusst zur Antriebsförderung, ganz nach ihrem Geschmack, sei es als Tango, Walzer oder Riverdance etc.
- Tanz ist der »In-the-mood-Effekt« beschwingter Bewegungen, die durch Richtschwung und Gegenschwung Körperharmonie zum Ausdruck bringen.
- Den »In-the-mood-Effekt« nutzen Sie nicht auf hartem Parkett, sondern mit dem Minitrampolin als Turbo. Durch den »Swing-Effekt« der elastischen Matte tricksen Sie die Schwerkraft aus. Laufen wird zur Leichtigkeit des Seins und steht von nun an unter dem Motto: »Nur Fliegen ist schöner.«
- Ihr Minitrampolin ist als »Rund-um-die-Uhr-Parcours« jederzeit für Sie verfügbar, Sie brauchen keine zeitraubenden Fahrten zum Trainingsort mehr auf sich zu nehmen: Auch Zeit kann ein »In-the-mood-Effekt« sein.
- Genuss ohne Reue ist die letzte Komponente des »In-the-mood-Effekts«. Zelebrieren sie das Abendbrot als Festessen nach dem Training, denn nachdem Sie auf dem Minitrampolin Kalorien verbrannt haben, können sie sich mit gutem Gewissen eine wohlschmeckende Mahlzeit leisten.

Auf diese Weise stellen Sie dem »Tödlichen Quartett« Ihr »Lebens-Quartett« gegenüber, bestehend aus den 4 Ausdauersportarten Gehen, Laufen, Radeln, Schwimmen. Sie bleiben in engem Kontakt zu Ihrem Hausarzt, der über Belastungs-EKG, Blutdruckmessungen, Laborwerte etc. Ihren Trainingsfortschritt dokumentiert.

Denken Sie immer wieder daran: »Luxus darf sein, wo die Askese der Bewegung nicht fehlt.«

Beim Start ihrer »Luxese-Agenda« verlassen Sie Ihre persönliche Komfortzone. Die Schreibtisch- oder Bildschirmarbeit des Tages tauschen Sie beim »Heute-journal« oder während der »Tagesschau« bewusst gegen die Bewegung auf dem Minitrampolin aus. Sie beginnen mit 5 Minuten, wenn Sie beim Einstieg völlig untrainiert sind und steigern die Trainingszeit jeden Tag um eine Minute, bis Sie die gesamte Zeit der Nachrichtensendung leichtfüßig, in moderater Bewegung durchstehen. Atmen Sie dabei konsequent durch die Nase ein und aus und laufen bzw. tanzen Sie immer nur so schnell, dass sie in jeder Phase des Trainings genügend Luft bekommen. Versuchen Sie, während 3 Schritten ein- und 3 Schritten wieder auszuatmen. Wenn es Ihnen angenehm ist, können Sie auch zu einem Rhythmus von 4 Schritten übergehen. Auf diese Weise bleiben sie in der gesunden, sauerstoffreichen Trainingszone, Herz-Kreislauf-Überforderungen werden vermieden.

Ein guter Einstieg in die »Luxese-Agenda« ist die bewegte »Tagesschau« oder das bewegte »Heute-journal«, tanzjoggend auf dem Minitrampolin.

Bei diesem komfortablen Einstieg ins Ausdauertraining gehen Sie überaus behutsam mit sich um. Bleiben Sie in den gesamten 15 Minuten in der Aufwärmphase des Trainings. Rollen Sie den ganzen Fuß gleichmäßig über Ferse und Vorfuß ab. Dabei wippen Sie kurz zweimal mit dem Fuß auf der Matte, bevor Sie auf den anderen Fuß wechseln. Nachdem Sie sich hinten mit dem Vorfuß abgestoßen haben, landen Sie vorn nicht gleich wieder auf dem Vorfuß, sondern auf der

Fersenbetontes Laufen nutzt neben der Muskelkraft der Waden nachhaltig das elastische Potenzial der Achillessehnen – eine deutliche Lauferleichterung mit geringerer Verletzungsgefahr ist die Folge.

Außenkante der Ferse: So nutzen Sie neben der Muskelkraft das elastische Potenzial der Achillessehnen.

Das Knie wird bei der vorderen Fußlandung nur maximal 20° gebeugt, nur in der hinteren Abstoßphase ist es maximal gestreckt. Die Fußbewegung verläuft betont horizontal zum Untergrund. Achten Sie auf einen optimalen Hüftschwung nach hinten und strecken Sie bei der anschließenden Fußbewegung nach vorn Fuß und Zehen. Die gebeugten Unterarme pendeln in Diagonaltechnik seitlich am Körper, also der rechte Arm gleichzeitig mit dem linken Bein und umgekehrt. Die Hände wechseln, wie die Füße, zwischen maximaler Fingerstreckung in der gesamten Zeit der Frontalbewegung und maximaler Beugung (Faustschluss) in der Zeit der Rückbewegung. Dieses rundum wirksame Ganzkörpertraining ist ein Laufen mit Händen und Füßen, wobei die Füße die Matte »streicheln« und die betonte Horizontalbewegung der Füße ein Ausdauertraining sogar in Räumen mit niedrigen Decken zulässt, weil in keiner Weise gehüpft und gesprungen wird.

Tanzjogging auf dem Minitrampolin ist Laufen mit Händen und Füßen, kein Hüpfen und Springen – im Gegenteil: Die Füße »streicheln« die Matte und ermöglichen somit ein Training auch bei niedriger Zimmerdecke.

Nach unserem gemeinsamen Einstieg in das Herz-Kreislauf-fördernde Ausdauertraining während der Nachrichtensendung nutzen wir in der nächsten Stufe als »In-the-mood-Effekt« die antriebsfördernde Wirkung der Musik. Dabei hat sich gezeigt, dass 80, 100 oder 120 Schläge pro Minute ein gutes »Timing« für das Training auf dem Trampolin darstellen.

Das wirksamste Herz-Medikament im Stresszeitalter ist die moderate Aktivität der Beine und der Arme täglich über 15, 30 oder 60 Minuten, und zwar atemgesteuert.

Schritt für Schritt versuchen wir unsere Trainingszeit auszuweiten, bis wir spielerisch die 30 Minuten erreicht haben, so dass nach einem Jahr regelmäßigen Übens ein 60-Minuten-Training keine wirkliche Herausforderung mehr darstellen dürfte.

Körperliches Wachstum ist angesagt – messbar nicht in Zentimetern, sondern in einer Erhöhung der Kraft und einer Verbesserung der Ausdauer, so dass Sie Treppen wieder als angenehme Abwechslung in der Monotonie des ständigen Sitzens erleben können. Sie werden vom besseren Anpassungsvermögen Ihres Körpers

Trainiert durch Tanzjogging haben Sie mehr von Ihrem Urlaub. Sie sind nicht nur rascher akklimatisiert, sondern auch das Unfallrisiko ist auf ein Minimum reduziert.

profitieren, wenn Sie im Urlaub in andere Klimazonen wechseln, besonders in das anstrengende Reizklima an der See oder im Hochgebirge über 1 000 Höhenmetern. Ausdauertrainiert ist ihre Akklimatisationszeit deutlich abgekürzt. Sie können sofort mit Ihrem Freizeitausgleich beginnen, haben mehr von Ihrem Urlaub, der damit gewissermaßen verlängert wird. Auch das Risiko körperlicher Unfälle ist deutlich gemindert, weil Sie in guter körperlicher Verfassung besser auf die Herausforderungen eines ungewohnten Terrains eingestellt sind.

Schritt für Schritt können Sie nun Ihr häusliches Fitness-Studio erweitern. Mit der Musik haben Sie Ihre Ohren während des Trainings auf Empfang geschaltet, durch die Verwendung eines Spiegels können Sie auch die Augen mit ins Spiel bringen. Ein »Indoor-Training« mit allen Sinnen ist die Folge, weil durch die Einbindung wichtiger Sinne unsere gesamte Aufmerksamkeit auf die Bewegung gerichtet wird. Dies führt zu einer meditativ-achtsamen Konzentration auf den jeweiligen Augenblick: Sie gehen ganz auf in dem, was Sie tun; negative Gedanken bleiben außen vor. Der »Flow-Effekt« wird in Gang gesetzt, der uns vom Stress zum Wohlbefinden führt.

Musikgesteuertes Tanzjogging vor dem Spiegel ist ein Indoor-Training mit allen Sinnen, bei dem uns das negative Hören und Sehen vergeht. Die Zeit bleibt gewissermaßen stehen und wir genießen die wohltuende Wirkung des »Flow-Effektes«.

Noch ein Wort zur exakten Fußarbeit auf der schwingenden Matte. Die Aufwärmphase über 10–15 Minuten gestalten Sie über das zweimalige, kurze Wippen des belasteten Fußes. In der eigentlichen Trainingszeit wechseln Sie unmittelbar, nachdem der Fuß über Ferse und Vorfuß abgerollt ist, zum anderen Fuß, d. h. Sie wippen mit dem Fuß nur einmal. Das Tempo wird schneller, Sie kommen beim Training richtig zur Sache, achten aber in jedem Falle darauf, dass Sie die Nasenatmung halten können, denn sobald Sie in dieser Kernzone des Trainings über die Nase nicht genügend Luft bekommen, laufen Sie für

In der Aufwärm- und in der Abkühlphase wird auf dem Minitrampolin die »Doppel-Wipp-Technik« der Füße praktiziert, die Kerntrainingszeit ist der »Ein-Wipp-Technik« vorbehalten.

Ihre Verhältnisse zu schnell. Verlangsamen Sie dann bitte die Belastung, indem Sie zur »Doppel-Wipp-Technik« des Fußes zurückkehren. 30 Minuten Ausdauertraining auf dem Minitrampolin teilt sich auf in 10 Minuten »Doppel-Wipp-Technik« in der Aufwärmphase, gefolgt von 10 Minuten »Ein-Wipp-Technik« und auslaufend in der Abkühlphase wiederum 10 Minuten »Doppel-Wipp-Technik«. Bei einem Training von 60 Minuten verlängern sich die Phasen auf 15 – 30 – 15-Minuten. Das Training vor einem Spiegel fördert die Achtsamkeit der Bewegung, es trägt gleichzeitig zu Ihrer Sicherheit bei.

Die Grundbewegung auf dem Minitrampolin kennen Sie nun. Mit ergänzenden Variationen der Bewegung können Sie ihr Training überaus vielseitig gestalten. Sie bewegen sich beispielsweise im Uhrzeigersinn rechtsherum von der 12-Uhr-Position nach 6 Uhr und wieder zurück, dann umgekehrt in Linksdrehung. Damit läuft das bogenäußere Bein rückwärts. Die Folge ist ein optimales Koordinationstraining, eine Sonderform des »geistigen Joggings«, denn besonders das Kurzzeitgedächtnis lebt vom Überraschungs-Effekt. Dieses »Antisturz-Training« bewährt sich speziell im fortgeschrittenen Alter, können doch hierdurch Stolperunfälle im Alltag und damit die gefürchteten Wirbelsäulen-, Oberschenkelhals- und Handgelenksfrakturen vermieden werden. Sogar Parkinson-Patienten kann es zu mehr Bewegungsfreiheit verhelfen.

Tanzjogging auf dem Minitrampolin ist körperliches und geistiges Jogging zugleich. Als Ganzkörpertraining schult es exzellent die Koordination bei gleichzeitiger Verbesserung des Kurzzeitgedächtnisses. Die Gefahr von Knochenbrüchen durch Stürze im Alter wird nachhaltig reduziert und sogar Parkinson-Patienten erlangen mehr Bewegungskompetenz.

Auf dem Trampolin kann der seitliche Umsteigeschwung, wie er beim alpinen Skifahren zum Einsatz kommt, bestens eingeübt werden. Sie versetzen dazu die Füße seitlich. Nachdem der linke Fuß am linken Mattenrand gelandet ist, wird der rechte unmittelbar nachgezogen und umgekehrt. Damit trainieren Sie exakt den Bewegungsablauf, der auf der Abfahrtspiste in ständiger Wieder-

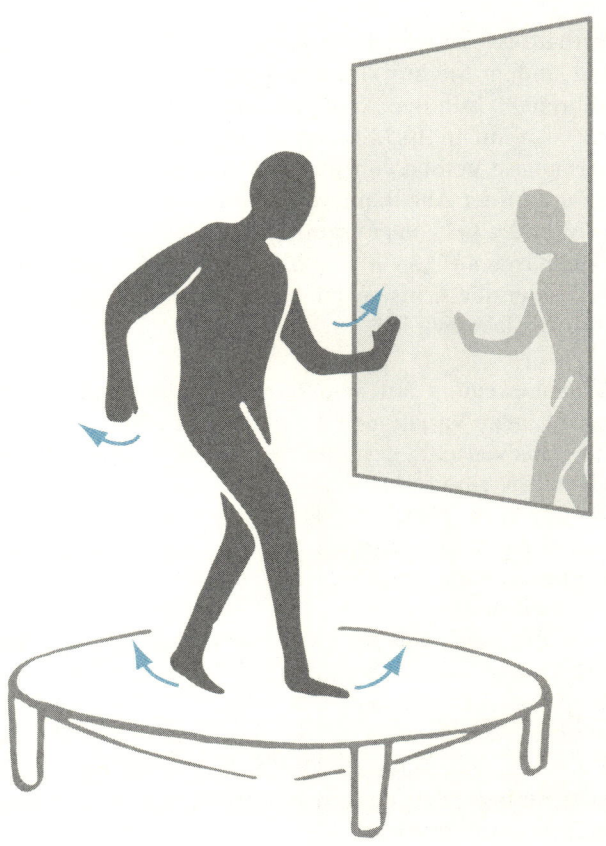

Abb. 26: *Optimales Tanzjogging auf dem Minitrampolin mit Koordinationsschulung vor einem Spiegel.*

holung gefordert ist. Von nun an gehen Sie optimal vorbereitet in den Skiurlaub und Ihr Risiko, durch Eigenverschulden in einen Unfall verwickelt zu werden, ist auf ein Minimum reduziert.

Sie können das Tanzjogging auf dem Minitrampolin als Ganzkörpertraining noch mit 2 Hanteln von je einem Kilogramm Gewicht vervollkommnen. Neben der allgemeinen Ausdauer wird nun simultan zur Osteoporose-Prävention auch die Kraftausdauer ver-

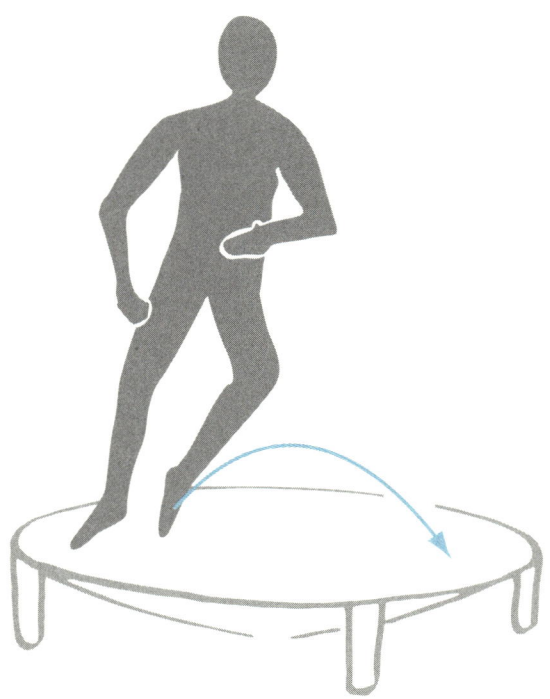

Abb. 27: Der seitliche Umsteigeschwung auf dem Trampolin.

bessert, und das mit großem Gewinn für die Wirbelsäule. Die Hantel liegt in der hohlen Hand, dabei ist sie am Handrücken über einen Klettverschluss fixiert. Nur so kann die Hand mitsamt den Fingern in der gesamten Frontalbewegung gestreckt werden (Karpaltunnel-Prävention), gefolgt vom Faustschluss in der Rückbewegung. Schalten Sie beim Training mit Hanteln in jedem Falle auf die »Doppel-Wipp-Technik« der Füße um.

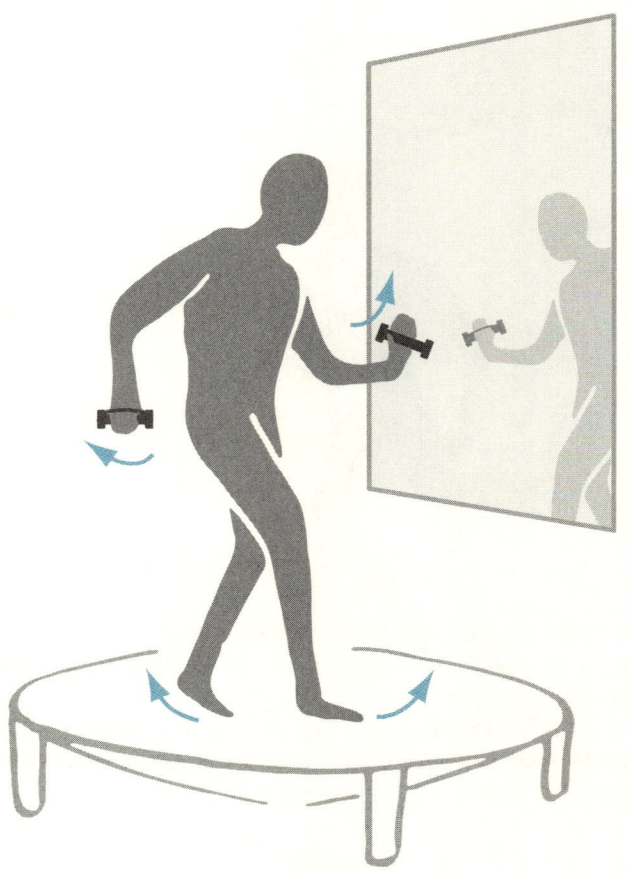

Abb. 28: *Ganzkörpertraining unter Einsatz der Beuge- und Streckmuskeln auf dem Trampolin.*

Bewegungsvariationen mit 2 x 1 Kilogramm-Hanteln, auch für Frauen geeignet:

- Sie schwingen mit gebeugten Armen seitwärts am Körper. Fingerstreckung mit Handgewichten bei der Frontal-, Faustschluss bei der Rückbewegung, dabei schwingen die Arme weit in den Schultern. Dies ist die Grundbewegung beim Laufen mit den Handgewichten.

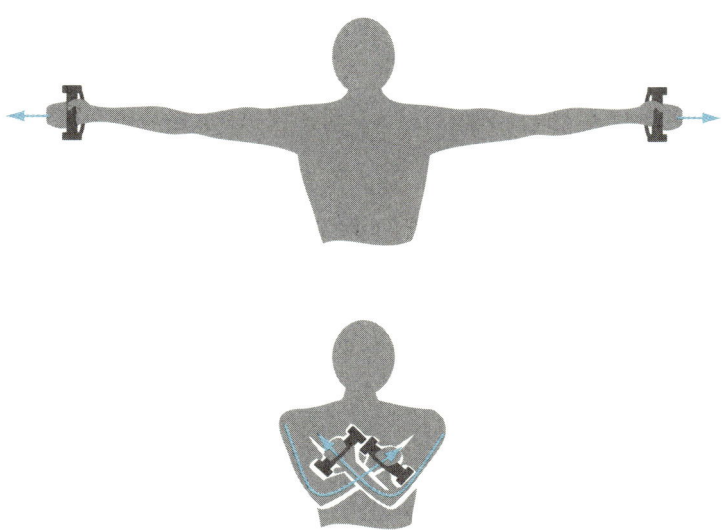

Abb. 29   Seitschwingen der Arme bis zur Horizontalen.

- Die Arme schwingen seitwärts bis zur Horizontalen. Gestreckte Finger in der Seit-, Faustschluss in der Schließbewegung. 7 Wiederholungen.
- Boxen in »Tai-Chi-Technik«. Die gestreckte vordere Hand dreht spiralförmig nach innen, die im Faustschluss angezogene Hand dreht nach außen. 7 Wiederholungen.

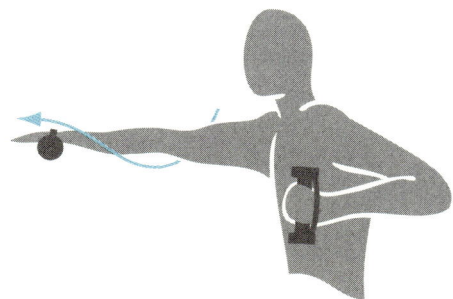

Abb. 30:   Innendrehung der gestreckten vorderen und Außendrehung der gebeugten hinteren Hand.

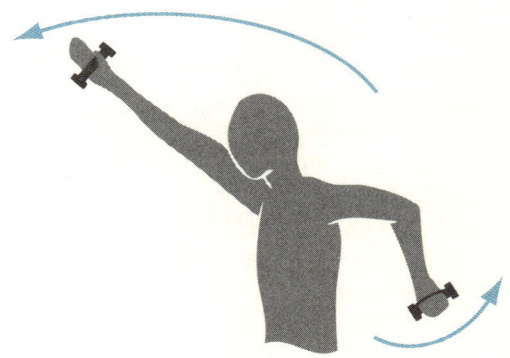

Abb. 31:   Krauleinsatz der Arme in Diagonaltechnik zur Beinbewegung.

• Typische Kraulbewegung der Arme seitwärts am Körper. Im oberen Bogen sind die Finger gestreckt, im unteren Bogen Faustschluss. 7 Wiederholungen.

Für Ihre Füße ist dieses Training ein regelrechter Befreiungsschlag, bedenkt man, in welcher Klemme sich die Fußmuskeln ein Leben lang befinden. Auf dem Minitrampolin können sie sich wieder »freischwimmen« – im Sommer barfuß, im Winter auf Socken. Die Füße gewinnen so an Kraft und Flexibilität, für Sie ein Gewinn bei jedem Schritt auf Ihrem hoffentlich recht langen Weg durch dieses Leben. Vom Pump-Effekt auf dem Trampolin profitieren aber auch die Venen und die Lymphgefäße, so dass durch die natürliche Venen- und Lymphdrainage Schwellungen in den Beinen wirksam abgebaut werden können. Beim Barfußtraining auf der schwingenden Matte werden außerdem die tiefen Beinmuskeln trainiert. Nach neuen Untersuchun-

Handgewichte beim Tanzjogging auf dem Minitrampolin machen die hochwirksame Herz-Kreislauf-Prävention gleichzeitig zu einer Osteoporose-Prävention.

Das Barfußtraining auf dem Minitrampolin befreit Ihre Füße von den Zwängen enger Schuhe, eine ergänzende Venen- und Lymphdrainage baut zudem Schwellungen in den Beinen ab. Durch das spezielle Training der tiefen Beinmuskeln, besonders an den Unterschenkeln, wird das Umknickrisiko der Füße deutlich reduziert.

gen schafft dies eine wesentliche Sicherung der Füße beim Gehen auf unebenen Böden, so dass das Risiko einer Verletzung durch Umknicken deutlich gemindert wird.

Die Tanzjogging-Technik garantiert eine lange Verweildauer des Fußes auf dem Untergrund beim Abrollen über Ferse einschließlich Vorfuß. Hierdurch kann relativ viel Kraft von der Beinmuskulatur auf den Boden übertragen werden. In derselben Weise wirkt auch der betonte Hüftschwung. Ein »Anti-Cellulite-Effekt« ist die Folge, so dass speziell Frauen an den Problemzonen über den Hüften abnehmen.

Das Tanzjogging auf dem Minitrampolin kommt Frauen entgegen: durch den »Anti-Cellulite-Effekt« schmelzen die Pfunde über den Hüften.

Das Training auf dem jederzeit verfügbaren Minitrampolin hat sich auch in Zeiten von Niedergeschlagenheit und depressiver Verstimmung sehr bewährt: Gerade bei vermindertem innerem Antrieb ist es wichtig, dass der sportlichen Betätigung nicht noch äußere Hindernisse, wie etwa ein langer Anfahrtsweg, im Wege stehen, denn oft fehlt es an der notwendigen Kraft, um diese Hindernisse aus dem Weg zu räumen.

Unser Herz ist kein Motor, sondern ein Düsen- oder Turbotriebwerk mit gewaltiger Leistung.

Nicht so beim Trampolin, auf dem Sie jederzeit die stimmungsaufhellende Wirkung des atemgesteuerten Ausdauertrainings erleben können.

Die Leichtigkeit des Tanzjoggings ist auf den »Raketen-Effekt« der hochelastischen Matte des Trampolins zurückzuführen. Mit der Katapultkraft der Matte geht es aufwärts, so überwinden Sie spielend leicht die Erdanziehung. In dieser Stauchungsphase nimmt Ihr Gewicht zu und alle Körperzellen von Kopf bis Fuß werden komprimiert. Oben

Tanzjogging auf dem Minitrampolin ist Training in Schwerelosigkeit mit höchstem Stoffwechselreiz auf alle Körperzellen zwischen Kopf und Fuß. Die weiche Landung auf der elastischen Matte schont Wirbelsäule und Gelenke.

am Umkehrpunkt angekommen, beginnt der Moment der Schwerelosigkeit im Gravitationsfeld der Erde, indem der Körper fällt. In dieser Abwärtsbewegung werden alle Körperzellen der komprimierenden Wirkung der Erdanziehung entzogen, sie entfalten sich. Auf diesen permanenten Wechsel zwischen Kompression und Expansion ist der enorme Stoffwechselreiz des Tanzjoggings auf alle Körperzellen zurückzuführen. Bei der Landung wird der Körper weich durch die elastische Matte abgebremst, eine deutliche Schonung für Wirbelsäule und Gelenke. Die Matte weicht jetzt nach unten aus. Dadurch wird die Beinmuskulatur zu einer Bremsarbeit gezwungen, die einen besonders kräftigenden Effekt hat – ein exzentrisches Training, wie es speziell im Spitzensport zur Anwendung kommt.

Tanzjogging auf dem Minitrampolin ist Training in Schwerelosigkeit mit höchstem Stoffwechselreiz auf alle Körperzellen zwischen Kopf und Fuß. Die weiche Landung auf der elastischen Matte schont Wirbelsäule und Gelenke.

Ausdauertraining tut nicht zuletzt unserem Herzen gut. Wird dieses nämlich einmal am Tag durch Bewegung in »Unruhe« versetzt, so erhöht sich die Schlagzahl, was einen Umkehr-Effekt zur Folge hat, der ganz im Sinne der rhythmischen Spiralkinetik funktioniert: Das Herz schlägt in Ruhe immer langsamer und spart somit wichtige Energie ein. Achten Sie jedoch beim Trainieren auf folgende Grundregeln:

Laufen ohne Stress und Zeitzwänge:

- Laufen Sie ohne Zeitdruck. Laufen mit allen Sinnen ist ein »Sich-gehen-Lassen« in der Bewegung, nicht von Zeit und Ziel getrieben.
- Das Gegenschwung-Prinzip führt dazu, dass Sie bei jedem Schritt locker, elastisch und energiegewinnend laufen.
- Sie achten auf Ihre Atmung, die bei geschlossenem Mund konsequent durch die Nase erfolgt und sind dadurch ausdauernd, nie kurzatmig.
- Sie beziehen Hände und Füße ein, »lassen Ihren ganzen Körper laufen«.
- Sie laufen bodenständig durch die lange Verweildauer des ganzen Fußes über Ferse und Vorfuß, bevorzugt auf einer hochelastischen Matte, im Wasser oder auf natürlichem Terrain.

- Sie laufen allein, losgelöst von den äußeren Zwängen pulskontrollierender Messgeräte und unabhängig von den leistungsfördernden Zwangsritualen des Laufens in der Gruppe.
- Sie erleben bewusst das »Fließen des Atems«, machen sich auf den Weg zu sich selbst und kommen so innerlich zu Ruhe.

Untersuchungen haben ergeben, dass Ausdauertraining über 30 Minuten, mindestens 3-mal wöchentlich durchgeführt, nach 6 - 8 Wochen die Ruhe-Herzfrequenz um ca. 15 Schläge in der Minute senken kann. Pro Tag ist das eine Ersparnis von 21 600 Schlägen, hochgerechnet auf das Jahr spart das Herz 8 Millionen energieraubende Schläge ein.

Ausdauertraining schenkt es uns pro Jahr 8 000 000 (8 Millionen) Herzschläge – ein Geschenk, das unser Leben verlängert!

Zur Trainingskontrolle stehen uns zwei Möglichkeiten zur Verfügung, um herauszufinden, wo die gefährliche, weil sauerstoffarme Trainingszone beginnt:

- Pulsgesteuertes Ausdauertraining.
- Atemgesteuertes Ausdauertraining.

Lassen Sie uns zunächst das *pulsgesteuerte Ausdauertraining* näher in den Blick nehmen. Der 72er-Herzschlag in Ruhe ist als Normalwert des nicht ausdauertrainierten gesunden Erwachsenen anzusehen. Bei hoher Anstrengung kann dieser Wert regelrecht explodieren, zu Beginn der Zwanziger bis auf 200 Pulsschläge/Minute. Dieser Leistungszenit unseres Herzens währt jedoch nicht lange, denn bereits mit dem 30. Lebensjahr haben wir 10 Pulsschläge/Minute eingebüßt. Dieser Verlust von 10 Pulsschlägen/Minute setzt sich über jedes Lebensjahrzehnt fort, so dass wir es mit 70 maximal noch auf 150 Pulsschläge je Minute bringen, wohlgemerkt unter Belastung, nicht in Ruhe. Der Leistungsverlust des Menschen setzt bereits in frühester Jugend ein, er ist jedoch in keinem Falle mit dem Prozess der Alterung gleichzusetzen, denn letzterer kann durch Training wesentlich hinausgezögert werden.

200 Herzschläge beim 20-Jährigen, 150 Herzschläge beim 70-Jährigen bei extremer Belastung: daraus ergibt sich eine Leitlinie, die mit 100 Prozent der altersabhängigen, maximalen Herzfrequenz gleichzusetzen ist. Damit kommen wir zu einem Grundgesetz unseres Lebens: Ganz gleich, wie sehr wir uns um die Verbesserung unserer körperlichen Verfassung bis ins hohe Alter bemühen, die Abnahme unserer maximalen Herzfrequenz ist Schicksal und Gesetz zugleich. Selbst die eifrigsten Marathonläufer können daran nichts ändern.

Die Abnahme unserer belastungsbedingten, altersabhängigen maximalen Herzfrequenz ist eine Gesetzmäßigkeit, die auch durch Training nicht außer Kraft gesetzt werden kann.

Beim pulsgesteuerten Ausdauertraining liegt die aerobe, sauerstoffreiche Trainingszone, die für die Prävention entscheidend ist, zwischen 50 – 80 Prozent dieser maximalen altersabhängigen Herzfrequenz. Dabei kann man drei Zonen unterscheiden:

- *Untere Gesundheitszone oder Muskelzone*
  Zwischen 50 und 60 Prozent der maximalen Belastung liegt die untere Gesundheitszone. Sie entspricht der Belastung beim Walking. Gestärkt wird vor allem die Muskulatur der Beine. »Fettverbrennungszone« heißt sie deshalb, weil bei dieser geringen Geschwindigkeit relativ viel Fett verbrannt wird – das braucht jedoch viel Zeit, weil erst nach 45 Minuten die Fettverbrennung durch die Aktivität der Lipoproteinlipase (Enzyme der Fettverbrennung) richtig in Gang kommt.
- *Mittlere Gesundheitszone oder Herzzone*
  Die mittlere Gesundheitszone ist zwischen 60 – 70 Prozent der maximalen altersabhängigen Herzfrequenz angesiedelt. Leichtes Jogging spricht besonders das Herz-Kreislauf-System an und verbessert es.
- *Obere Gesundheitszone oder Lungenzone*
  Bei 70 – 80 Prozent der maximalen Belastung haben wir die obere Gesundheitszone erreicht. Sie entspricht einem beschleunigten Lauftempo auf Langstrecken und bewirkt eine Verbesserung der Lungenkapazität.

			Maximale Herzfrequenz
Leistungsförderung			100%
V	Extreme Trainingszone	Hohes Lauftempo über Mittelstrecken	keine weitere Gesundheitsförderung	
IV	Intensive Trainingszone	Intensives Lauftempo über Langstrecken	keine weitere Gesundheitsförderung	90%
Gesundheitsförderung			80%
III	Obere Gesundheitszone	Beschleunigtes Lauftempo über Langstrecken	Verbesserung der Lungenkapazität	
II	Mittlere Gesundheitszone	Wogging oder leichter Lauf	Verbesserung der Herzkapazität	70%
I	Untere Gesundheitszone	Beschleunigter Spaziergang	Verbesserung der Muskelkapazität und Durchblutung	60% 50%

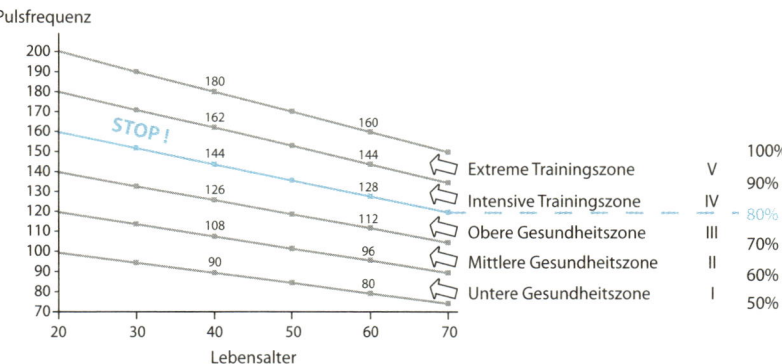

Abb. 32: Die gesundheitsfördernde Trainingszone im Ausdauerbereich liegt zwischen 50 – 80 Prozent der maximalen Herzfrequenz. Sie wird durch eine konsequente Nasenatmung beim Training automatisch begrenzt.

Über 80 Prozent der altersabhängigen maximalen Herzfrequenz beginnt mit der »anaeroben Schwelle« die anaerobe (sauerstoffarme) Trainingszone, verbunden mit einem Anstieg des arteriellen Gefäßwiderstandes. Sie ist dem Leistungssport zugeordnet und spielt in der Prävention nur eine untergeordnete Rolle.

Mit der »anaeroben Schwelle« bei 80 Prozent der maximalen altersabhängigen Herzfrequenz beginnt die anaerobe, leistungsbezogene Trainingszone, die nicht dem Gesundheits-, sondern vielmehr dem Leistungssport vorbehalten ist.

In der Rehabilitation nach überstandenem Herzinfarkt ist es ratsam, ein pulsgesteuertes Ausdauertraining mit einer Pulsuhr zu beginnen, dann ist man auf der sicheren Seite. Durch die Erfahrung beim Laufen lernt man relativ schnell, sich auf die ebenso sichere Atemsteuerung einzustellen.

Atemgesteuertes Ausdauertraining

Vom persönlichen Ehrgeiz getrieben, laufen viele Freizeitsportler zu schnell. Auch das Laufen in der Gruppe birgt Gefahren, weil die schnellen Läufer die langsameren in ihren Sog ziehen und damit unter Druck setzen. »Laufen mit allen Sinnen« ist ein »Sich-laufen-Lassen«, so dass der Atem frei fließen kann, ohne dass Kurzluftigkeit aufkommt. Die Nasenatmung mit dem längeren Weg des Atems zur Lunge ist unser natürliches Regulativ: Solange wir durch die Nase beim Laufen genügend Luft bekommen, bleiben wir in der sicheren, sauerstoffreichen Trainingszone. Bei der Nasenatmung wird darüber hinaus bei hohem Zwerchfelleinsatz die gesamte Atemhilfsmuskulatur bis hinauf zum Hals aktiviert – ein entscheidender

Die Nasenatmung ist unser natürliches Regulativ zur Begrenzung der gesundheitsfördernden, sauerstoffreichen, aeroben Trainingszone.

Vorteil gegenüber der Mundatmung, denn auf diese Weise wird das Mitochondrienvolumen nachhaltig verbessert (Sie erinnern sich: Mitochondrien sind die »Energiekraftwerke« in den Zellen), so dass die anfallende Milchsäure (Laktat) besser verstoffwechselt werden kann (nach Untersuchungen von Boutellier/Zürich).

Über 3 oder 4 Schritte atmen Sie konsequent durch die Nase ein – der Mund bleibt ständig geschlossen – und über weitere

3 oder 4 Schritte erfolgt die Ausatmung durch die Nase. Bekommen Sie dabei nicht mehr genügend Luft, drosseln Sie umgehend Ihr Tempo. Auch wiederholtes Retrowalking hilft Ihnen aus der Luftbedrängnis, denn im Rückwärtsgang läuft alles langsamer und Sie können wieder frei durch die Nase atmen.

Trainieren Sie die Nasenatmung auf jeder Treppe, die Sie hochsteigen. Rollen Sie den ganzen Fuß über Ferse und Vorfuß ab und wählen sie pro Sekunde eine Stufe.

Die Nasenatmung sorgt dafür, dass Sie nicht wie von Sinnen, sondern mit allen Sinnen laufen. Dadurch, dass Sie sich beim Tempo nie überfordern, haben Sie den Blick frei für die Landschaft, die Sie umgibt.

Vorteile der Nasenatmung:
- Sie bleiben automatisch in der sauerstoffreichen Trainingszone, was eine optimale Energieversorgung aller Körperzellen bedeutet.
- Geringerer Blutdruckanstieg.
- Verbesserte Belüftung der Lunge durch verminderten Atemwiderstand, und durch die Aktivierung des »Nasenschleimhaut-Lungenbläschen-Reflexes« wird die Lunge weit gestellt.
- Die gekräftigte Atemhilfsmuskulatur stockt das Mitochondrienvolumen auf und damit wird die Milchsäure besser und schneller abgebaut: Sie ermüden später.
- Die eingeatmete Luft wird in der Nase gereinigt, befeuchtet und angewärmt. Das beugt Erkältungen vor.
- Verbesserte Magen-Darm-Passage durch deutliche Steigerung des Zwerchfell-Einsatzes.
- Vermeidung von Zwerchfell-Hernien (Verlagerung von Darmanteilen in die Brusthöhle) durch Verstärkung des Zwerchfells.

Gut gerüstet mit einem Gefühl innerer Sicherheit, können Sie jetzt loslegen mit Ihrem »Indoor-Outdoor-Training«.

Mit jedem gelaufenen Kilometer steigt das »gute« HDL-Cholesterin um 0,10 – 0,15 mg je Deziliter an. Ein 10-prozentiger HDL-Anstieg bei gleichzeitiger 10-prozentiger Reduzierung des »bösen« LDL-Cholesterins ist gegeben bei einem wöchentlichen Kalorienmehrverbrauch zwischen 1 000 und 2 000 Kilokalorien.

1 000 Kilokalorien Mehrverbrauch durch Bewegung, was bedeutet das? Bei flotter Gangart verbrennt man bei einer Geschwindigkeit von 6 Stundenkilometern 300 Kilokalorien. Die doppelte Kalorienzahl, also gut 600 Kilokalorien, erreicht man durch Jogging mit einer Geschwindigkeit von 10 Stundenkilometern. 1 000 Kilokalorien Mehrverbrauch pro Woche kann man also durch einen zügigen einstündigen Spaziergang über 6 Kilometer jeden zweiten Tag erreichen. Sind wir erst einmal ausdauertrainiert und schaffen beim Jogging 10 Stundenkilometer, so erreichen wir, wenn wir jeden zweiten Tag laufen, mit diesem Programm bereits den Mehrverbrauch von 2 000 Kilokalorien in der Woche.

1 000 Kilokalorien oder 2 000 Kilokalorien, was ist denn nun besser? 1 000 Kilokalorien sind richtig für Menschen, die sich einer unbeeinträchtigten Gesundheit erfreuen. Für sie geht es um primäre Prävention, also darum, die Gesundheit möglichst lange zu erhalten. Ist der Blutdruck bereits angestiegen, die Cholesterinwerte erhöht oder kündigt sich ein Typ-II-Diabetes an, ist sekundäre Prävention angesagt. In dieser Situation sind 2 000 Kilokalorien Mehrverbrauch durch Bewegung gefordert. Im tertiären Stadium, etwa nach einem überstandenen Herzinfarkt, steht die Schadensbegrenzung im Vordergrund. Auch das kann die Präventivmedizin leisten.

In der »primären Prävention« des gesunden Menschen sind 1 000 Kilokalorien Mehrverbrauch durch Ausdauertraining wöchentlich das Maß der Ausgleichsbewegung, in der »sekundären« und »tertiären Prävention« braucht es 2 000 Kilokalorien wöchentlich.

In der beschriebenen Dosierung kann atemgesteuertes Ausdauertraining das Arteriosklerose- und Krebsrisiko wesentlich mindern. Dies geschieht im Wesentlichen durch eine Reduzierung der bereits beschriebenen zellschädigenden freien Radikale im Körper (siehe Seite 72). Die Vitamine C und E, Carotinoide, Selen, mit Einschränkung auch Vitamin B^2 tragen ebenfalls zu einer Bekämpfung der freien Radikale bei.

Beim Outdoor-Training sollten jedoch die Umweltgifte im Blick behalten werden, von denen an dieser Stelle nur Feinstaub und Ozon genannt werden sollen. Absolvieren Sie Ihr Training nicht entlang vielbefahrener Straßen und weichen Sie an heißen

Tagen besser auf Ihr häusliches Tanzjogging auf dem Minitrampolin aus.

Auch bei bestehenden Krebserkrankungen kann Ausdauertraining im Allgemeinen und Tanzjogging auf dem Minitrampolin im Speziellen als flankierende Behandlungsmaßnahme eine wohltuende Wirkung entfalten. Insbesondere der Brustkrebs der Frau und der Dickdarmkrebs sprechen auf Ausdauertraining an. Man weiß inzwischen, dass Bewegung entscheidend dazu beitragen kann, nicht nur die Nebenwirkungen einer Bestrahlung und/oder Chemotherapie besser zu verarbeiten, sondern vielfach auch die Gemütsverfassung der Patienten verbessert. Ausdauertraining hilft übrigens auch dabei, sich das Rauchen – das bekanntermaßen Krebserkrankungen begünstigt – abzugewöhnen. Entzugserscheinungen können durch Bewegung leichter überwunden werden.

Ausdauertraining ist inzwischen als flankierende Maßnahme zur Behandlung von Krebserkrankungen anerkannt. Die Strahlen- und Chemotherapie wird besser vertragen, die Gemütsverfassung gebessert – Raucher kommen leichter von ihrer Sucht los.

Richtig dosiertes Ausdauertraining kann aber noch mehr: Leipziger Forscher (Hambrecht et al) ließen 18 Männer, die an der »Schaufensterkrankheit« litten (einer schmerzhaften Durchblutungsstörung der Beine, die durch arterielle Verschlüsse verursacht wird), 4 Wochen lang täglich auf dem Laufband joggen. Hierdurch verdreifachte sich die Zahl der zirkulierenden Stammzellen, die in der Lage sind, erkrankte Blutgefäße von innen zu ersetzen. Ein Ergebnis, das Mut macht. Weitere Studien müssen folgen.

Um auch in Ihrem Körper auf natürlichem Wege neue Stammzellen entstehen zu lassen, empfehle ich Ihnen den »Präventions-Pentathlon«: Gehen/Laufen – Radeln – Aquajogging – Inline-Skating bzw. Skilanglauf – Bergwandern.

Ausdauertraining besitzt das Potenzial, neue Stammzellen entstehen zu lassen, die erkrankte Blutgefäße von innen ersetzen.

Wechseln Sie zwischen verschiedenen Ausdauersportarten, denn dadurch vermeiden Sie einseitige Körperbelastungen. Gehen Sie am Wochenende radeln, joggen, wandern, schwimmen, ganz nach Wetter und Ihrem Geschmack. Unter der Woche greifen Sie auf das Tanzjogging auf dem Minitrampolin zurück – Ihre »Königsdisziplin«, denn:

Beim Tanzjogging auf dem Minitrampolin mit Hanteln von je einem Kilogramm bleiben Herz, Kreislauf, Wirbelsäule, Gelenke und die Gehirnleistung in Topform. Beim Laufen mit beschwerten Händen und auf leichten Füßen profitieren Sie im »Doppel-Pack« von der Verbesserung der allgemeinen Ausdauerleistung in Verbindung mit Kraftausdauer und das mit soviel Gewinn für Ihre Gesundheit wie bei kaum einer anderen Sportart.

Gehen, Laufen
Sie laufen atemgesteuert wie oben beschrieben (siehe Seite 98 f.) und wenden dabei die Diagonaltechnik an: die gebeugten Arme schwingen seitlich am Körper, dabei folgt der rechte Arm dem linken Bein und umgekehrt. Sie bewegen sich mit betontem Hüftschwung und rollen den ganzen Fuß über Ferse und Vorfuß ab. Wiederholte Rückwärtspassagen über 3 – 5 Meter ermöglichen ein Stretching im Vorübergehen. Sie gelangen in den »Rückwärtsgang« durch die beschriebene Halbkörperspirale, aber auch die wiederholte Ganzkörperspirale sorgt dafür, dass der Energieschub aus den Beinen heraus leichter auf den Boden übertragen wird. Das Auslaufen als Erholung nach dem Ausdauertraining praktizieren sie barfuß, am besten auf kleinen runden Kieselsteinen auf einem Weg in ihrem Garten oder an geeigneter Stelle im Freien. Machen Sie Strandläufe, wo immer sich die Gelegenheit dazu bietet. Laufen Sie auf dem durchfeuchteten Sandstreifen dicht am Wasser. Verwenden Sie in jedem Falle Laufschuhe, denn der weiche Sand überfordert Ihr Fußgewölbe. Laufen Sie auf der schrägen Ebene am Wasser wiederholt rückwärts, so vermeiden Sie einseitige Überlastungen der Kreuz-Darmbeingelenke. Ihr Laufschuh sollte federn, stabilisieren und den Fuß beim Abrollen führen.

Wichtig ist eine stabile seitliche Kappe innen und außen bis zu den Knöcheln. Große Luft- und Gelkammern sind zu vermeiden, denn sie entfernen die Ferse zu weit vom Boden. Die optimale Vibration im Fersenbereich im Sinne der Spiralkinetik ist das Gebot der Stunde und die Herausforderung der Schuhindustrie. Der Schuh sollte beim vorderen Aufsetzen der Ferse am Boden (Touch-down-Position) seine Schwingungsenergie (spiralförmige Vibrationskraft) an den Fuß weitergeben können. Achten Sie auch darauf, dass der Schuh vorne kastenförmig geformt ist und Ihre Zehen nicht einengt.

Radfahren

Ein erlebnisreicher Freizeitsport, jedoch nicht ganz ungefährlich wegen der relativ hohen Geschwindigkeit und der Gefahren im Straßenverkehr. Zur Entlastung der Halswirbelsäule ist mit zunehmendem Alter ein höherer Lenkeraufbau zu bevorzugen, um eine schädliche Überstreckung des Nackens zu vermeiden. Der höhere Lenker entlastet auch die Handgelenke: Unterarm und Handrücken bilden eine Linie (»Neutral-0-Stellung«), so dass die Einengung des Karpaltunnels vermieden wird. Achten Sie auf einen runden Tritt. Bergauf sollten Sie die Pedalen bewusst mit der Kraft des vorderen »muskulären Steigbügels« hochziehen – dazu muss allerdings der Fuß auf der Pedale fixiert sein. Betonen Sie in dieser hinteren Tretphase die Streckung des Vorfußes, weil durch dieses aktive Stretching der Waden deren einseitige Überforderung verhindert wird. Dies lässt sich auch ohne Fußhalterung praktizieren. Optimal kann dieses Beintraining auf einem Fahrradergometer gestaltet werden, wenn Sie abwechselnd die Pedale einseitig kurbeln: 4–7 Mal rechts, gefolgt von links usw. Das ist ein optimales Anti-Arthrosetraining der Kniegelenke, weil durch die sich abwechselnden Zug- und Druckkräfte der Knorpel des Kniegelenks regelrecht »durchgewalkt« wird.

Schwimmen – Aquajogging

Wenn Sie in Ihrer Jugend die Kraultechnik im Wasser richtig gelernt haben, sollten Sie diesen optimalen Schwimmstil bis ins hohe Alter kultivieren, möglichst 30 Minuten ohne Pause. Alle anderen Stilarten haben ihre Nachteile. Beim klassischen Brustschwimmen liegt das Problem zum einen in der starken Überstreckung des Kopfes in der Halswirbelsäule, zum anderen im Scherschlag der Beine mit einer Überbelastung des Innenmeniskus. Beim Rückenschwimmen fehlt den meisten Schwimmern die erforderliche freie Beweglichkeit der Schultergelenke nach hinten. Die fehlende Sichtkontrolle lässt darüber hinaus schon bei mäßig gefüllter Schwimmhalle eine 30-minütige Trainingseinheit gar nicht zu, es sei denn, Sie haben eine Bahn für sich allein.

Für eine wirksame Herz-Kreislauf-Prävention braucht es auch im Wasser die 30 Minuten Ausdauertraining – alles, was darunter liegt, hat mehr mit Entspannung durch Baden zu tun.

Eine echte Alternative zum Schwimmen ist mit zunehmendem Alter das Laufen im Wasser, zum einen als »Aquajogging« mit Weste oder besser noch in der Schnortecheltechnik. Dabei wenden Sie die gleiche Technik an wie bei Ihrem häuslichen »Tanzjogging«, d. h. die Beinbewegung wird bewusst aus den Füßen sowie Hüftgelenken geführt, begleitet von den Armen in Diagonaltechnik. Vermeiden Sie in jedem Falle den »Kniehebe-Lauf« gegen Wasserwiderstand: eine Überbelastung des Hüftlendenmuskels und daraus resultierende Rückenschmerzen sind nicht selten die Folge. Beim Aquajogging mit Schnorchel sind auch die Augen unter Wasser und Sie sparen sich die Weste. So ist ein »Ganzkörper-Workout« auf engstem Raum möglich, ohne dass ein Schwimmer Ihre Kreise stört. Außerdem ermöglicht der 32 Zentimeter lange Schnorchel ein exzellentes »Totraumtraining« mit entsprechender Verbesserung der Atemmuskulatur, denn Sie werden durch den Schnorchel automatisch in der sauerstoffreichen (aeroben) Trainingszone gehalten. (Der »Totraum« ist der Teil des Atemsystems, der nicht aktiv am Gasaustausch beteiligt ist, jedoch der Weiterleitung der eingeatmeten Luft dient.) Aquajogging kann im Sommer am Strand in »Tanzjogging-Technik« im knöchel-, knie- oder hüfthohen Wasser betrieben werden. Der frontbetonte Beineinsatz kommt dabei wiederum aus den Hüft- und Fußgelenken. Vergessen Sie nicht Ihr inzwischen liebgewonnenes Retrowalking, damit einseitige Muskelbelastungen vermieden werden.

Inline-Skating, Skilanglauf

Skilanglauf ist eine optimale Winter-Ausdauersportart. Sie können es in Zukunft noch mehr genießen, denn, ausdauertrainiert durch Ihr häusliches »Tanzjogging«, können Sie sich schneller an die neue Höhenlage anpassen. Darüber hinaus greift jetzt der »Antisturz-Effekt« des Trainings auf dem Trampolin, so dass die Abfahrten in der Loipe ihren Schrecken verlieren.

Im Sommer bringt Inline-Skating Schwung in Ihr Leben, allein durch die höhere Geschwindigkeit. Das Ausscheren der Beine ist allerdings auf eine kräftige äußere sowie innere Oberschenkelmuskulatur angewiesen – sie zu trainieren ermöglicht Ihnen das Trampolin, besonders der bereits vorgestellte seitliche Umsteigeschwung (siehe Seite 87, 89).

Schneeschuhwandern, die Gangart der Indianer im Winter, macht immer mehr von sich reden. Gut so, denn dieser Sport ist nicht nur umweltfreundlich und stressfrei, er ist auch besonders ausdauerfördernd. Auch das fersenbetonte Jogging auf präpariertem Schnee ist ein optimales Ausdauertraining, begünstigt doch die weiche Unterlage das Abrollen des ganzen Fußes, idealerweise eingeleitet durch das Absinken der Ferse beim vorderen »Touch-Down«. Diese Technik sollte auch dann angewendet werden, wenn es bergauf geht.

Bergwandern

Die Berge als »Sportgerät« sollte man zumindest bergauf auf »Schusters Rappen« erleben anstatt im schnellen Lift. Lassen Sie sich beim Aufstieg Zeit, bleiben Sie im aeroben Bereich, indem Sie 3 oder 4 Schritte lang über die Nase einatmen und während der nächsten 3–4 Schritte über die Nase wieder aus. Bergwandern über Stunden in dieser Atem-

Atemgesteuertes Bergwandern ist optimal geeignet zum Abnehmen. Je länger Sie unterwegs sind, umso mehr Pfunde verlieren Sie.

technik ist optimal geeignet zur Fettverbrennung. Schon nach 2 Wochen Bergurlaub kann man zwischen 3 und 4 Kilogramm Fett abbauen.

Rollen sie im Anstieg den ganzen Fuß über Ferse und Vorfuß ab. Eine Ermüdung der Muskulatur beantworten Sie mit Retrowalking, dabei wechseln Sie kontrolliert über eine halbe Körperdrehung in den Rückwärtsgang. Auch die wiederholte Ganzkörper-Pirouette entlastet die Beinmuskulatur erheblich, macht sie doch aus Beugemuskeln Strecker und umgekehrt – ein Kraftschub für die Beine beim ermüdenden Aufstieg. Wenn Sie für den Abstieg nicht die Seilbahn nehmen, legen Sie auch hier öfter mal den Rückwärtsgang ein, denn beim Vorwärtslaufen bergab werden Rücken sowie Kniegelenke stark gefordert. Jeder Schritt rückwärts bergab ist ein hoch effektives Stretching für die Waden, die Achillessehne, für Fußsohle und Zehen. Keine Angst, Sie stürzen nicht – im steilen Gelände können Sie leicht seitlich am Körper oder zwischen den Beinen talwärts blicken. Jeder Ausrutscher endet harmlos, denn in Retroposition ist Ihr Körper dicht am Berg, so dass Sie sich rasch mit den Händen abstützen können. Außerdem greift beim Rückwärtsgehen die Profilsohle Ihres Bergschuhs besser.

Bergwandern ist in der Aufstiegsphase ein optimales Ausdauertraining zur Herz-Kreislauf-Prävention. Darüber hinaus bringt schon die Höhenluft beträchtliche gesundheitliche Vorteile mit sich, wie die österreichische AMAS-Studie erwiesen hat. Beim Höhentraining kann man in der Gesundheitsförderung von einem doppelten Gewinn ausgehen: Auf dem Berg wirkt neben Ausdauertraining zusätzlich die Anpassung des Körpers an die Höhenlage. Wir stoßen auch hier wieder auf die eingangs beschriebene Grenzflächensituation der rhythmischen Spiralkinetik: unser Organismus versucht unter veränderten Luftdruck-Bedingungen durch verstärkte Anpassung mit weniger Aufwand dieselbe Leistung zu erbringen wie im Flachland. In der Höhe reagiert der Körper auf das Sauerstoffdefizit in der Luft, er aktiviert mehr »Sauerstoff-Container« im Blut, die roten Blutkörperchen und ihr Farbstoff nehmen zu.

> **Einige Ergebnisse der AMAS-Studie**
> - Blutdrucksenkung für den systolischen wie diastolischen Wert bereits 3 Tage nach Beginn des Aufenthaltes in der Höhe, wobei diese Wirkung auch eine gewisse Zeit nach der Rückkehr ins Flachland anhält.
> - Das Herz arbeitet ökonomischer.
> - Signifikanter Anstieg des »guten«, gefäßschützenden HDL-Cholesterins bei kaum verändertem Gesamt-Cholesterinwert.
> - Anstieg des Hormons EPO (Erythropoetin), was eine vermehrte Produktion roter Blutkörperchen bewirkt, damit verbunden eine verbesserte Sauerstoffaufnahme.
> - Abnahme der freien Radikale, die die Alterung des Gewebes fördern sowie die Erholung nach körperlicher Belastung behindern.
> - Erhöhung der Endorphine (Glückshormone), dadurch deutlich verbesserte Stimmungslage.

Der Berg als »Trainingsgerät« im Sinne der Prävention ist ideal in einer Zeit zunehmender Technisierung. Berge symbolisieren die Größe der Schöpfung; sie stehen ebenso für Weite, Kühnheit und Abenteuer, auf die sich der Mensch direkt einlassen kann. Dabei geht der Trend weg von der Auseinandersetzung mit dem Extremen, hin zur intensiven Erfahrung durch Intimität, über das ganzheitliche Eintauchen in eine Landschaft in ihrer Einmaligkeit, der wir ganzheitlich in ihrer emotionalen Prägung begegnen können. Ein Berg lässt sich nur schwer mit Ungeduld direkt besteigen, das Terrain gibt dem Wanderer das Tempo vor.

Aus Sicht der Human-Bionik steht ein Paradigmenwechsel an – einmal für die Natur, zum anderen für die Gesundheit: Weg von der Ausbeutung der Natur, hin zur Erhaltung der Natur. Weg von der ausschließlichen Behandlung der Krankheit, hin zur Erhaltung der Gesundheit.

- Zurück zur Entschleunigung in einer schnellen Welt.
- Zurück zur Stille in einer lauten, hellen Welt.
- Zurück zur Entspannung in einer angespannten Welt.

- Zurück zur unverfälschten Natur in einer künstlichen Welt.
- Zurück zur Nähe in einer globalisierten Welt.
- Zurück zur Einfachheit in einer komplizierten Welt.
- Zurück zum Miteinander in einer egozentrischen Welt.
- Aus der konsumorientierten Freizeitgesellschaft zurück zur Sinngesellschaft.

Kapitel 8
Aua! Was unsere Arbeitswelt mit Muskeln, Sehnen und Gelenken macht

Im Stresszeitalter der Technik nimmt die Anspannung im Menschen ständig zu – einmal durch die Reizüberflutung in einer hellen, lauten, schnellen Welt, zum anderen durch einen dramatischen Bewegungsverlust, weil der Mensch sein Brot nicht mehr durch körperliche Arbeit, sondern im pausenlosen Einsatz der rechten und linken Hand verdienen muss. Wenn man so will, wurde die Beanspruchung großer Muskeln der Beine durch eine Überaktivität der Hände und des Kopfes ersetzt. In diesem Anpassungsprozess fungieren die Finger nur noch als verlängerte Hebel auf einer Tastatur, die monoton stereotype Bedienungsmuster zu erfüllen haben. Wie kleine Klavierhämmerchen trommeln die Finger in konstanter Beugehaltung, ihre endlose »Melodie« in die Speicherplatten des Computers, aber nur unter der Bedingung, dass beide Arme in den Schultergelenken konstant vor dem Körper im Blickfeld gehalten werden. In dieser konstanten vorderen »Brustbeinbelastungs-Haltung« ist ein regelmäßiger Ausgleich durch einen Gegenimpuls als Ausholbewegung nicht vorgesehen. Zu Beginn dieses Buches wurde bereits erklärt, dass eine frontbetonte Zielbewegung nicht ohne den energiefördernden Gegenschwung auskommen kann (siehe Seite 41 ff.).

Am PC-Arbeitsplatz, bei der Bedienung von Motoren und Maschinen ist der energiefördernde Gegenschwung vernichtet worden. Das kann kein Bewegungssystem auf Dauer verkraften und in einem zusammenhängenden Kettenverband, wie ihn die spiralförmig angeordneten Muskelschlingen darstellen, reißt die Kette immer an ihrem schwächsten Glied. Das schwächste Glied in der

Verbindung Muskel-Sehne-Gelenk stellt die kraftübertragende Sehne dar. Sehnen, Bandscheiben und die Menisken gehören zum sauerstoffverarmten (bradytrophen) Gewebe. Daher verfügt die Sehne nicht über die gewaltigen Selbstheilungskräfte, auf die ein Muskel zurückgreifen kann. Ein Muskelfaserriss heilt mit oder ohne Behandlung nach 6 Wochen durch eine narbige Überbrückung des Defektes aus – das kann die Sehne nicht leisten. Chirurgen werden vorwiegend an der Sehne aktiv, sie können sie nähen, verlängern, verlagern. Eine eigentliche Muskelchirurgie gibt es nicht. Der einseitig belastete Muskel reagiert auf die Belastung mit lokaler Stressspannung in Verbindung mit einer Volumenzunahme, durch die periphere Nerven in Mitleidenschaft gezogen werden können. Das gilt besonders dort, wo der Nerv in unmittelbarer Nähe zum Muskel verläuft oder wenn er eine enge Muskelloge passieren muss (beispielsweise in den Armen).

»Repetitive Strain Injury« (RSI) lautet die Bezeichnung für die daraus resultierende Erkrankung. Dabei steht »R« für die Belastung in Wiederholung, »S« für Stressspannung als Folge der Wiederholung und »I« für Erkrankung bzw. Verletzung als logische Konsequenz des Ganzen.

Wesentliche Ursachen von RSI:
- Muskuläre Kompressions-Syndrome: ein Nerv wird in eine enge Muskelloge gepresst, so dass die muskuläre Stressspannung unmittelbar auf den hochempfindlichen Nerv übertragen wird.
- Tendinöse (sehnenbedingte) Engpass-Syndrome: ein Nerv passiert mit mehreren Sehnen einen engen Bandkanal. Durch Sehnenanpassung an Belastung kommt es zur Vermehrung von Eiweißstrukturen durch Aufbau eines Micellargerüstes, das gesamte Sehnenvolumen nimmt zu und eine Drucksteigerung auf den begleitenden Nerv ist die Folge. Die Monotonie der Hände auf Millionen Computer-Tastaturen haben das Karpaltunnel-Syndrom zur häufigsten Berufskrankheit der Gegenwart aufsteigen lassen.

RSI ist eine chronische, degenerative Muskel-Sehnen-Gelenkerkrankung, die bevorzugt durch die monotone Belastung der Hand an Computer, Motor, Maschine oder Instrument entsteht. Dabei wird dieser periphere Stress durch zentralen Stress überlagert, wenn Situationen entstehen, in denen Sorgen, Ängste, Mobbing oder gar Entlassungen die innere Anspannung weiter ansteigen lassen.

Nach einer Studie der Landesanstalt für Arbeitsschutz in Nordrhein-Westfalen klagen 62 Prozent aller Bildschirmarbeitskräfte über Schulter-Nackenverspannungen, 25 Prozent leiden an Muskelschmerzen in den Händen bzw. Armen. In den USA geht jede zweite berufsbedingte Arbeitsunfähigkeit auf das Konto von RSI zurück, das in der Regel in drei Stadien abläuft.

• Mit Beginn der Erkrankung treten die Schmerzen bevorzugt nach der Arbeitsbelastung am Abend in Erscheinung.
• In der zweiten Stufe kennzeichnen Schmerzen bereits den Arbeitsalltag, sie führen zu Leistungsverlusten und Zwangspausen.
• Dauerschmerzen bestimmen die dritte Stufe. Sie treten nicht nur unter Belastung, sondern bereits in Ruhe auf und führen zu Behinderungen bei Routinehandlungen wie etwa dem täglichen An- und Ausziehen. Sogar das Halten einer Kaffeetasse kann zur Qual werden.

1. Stresspunkt: die Hand

Die permanente Tastenposition der Hand verursacht muskulären und tendinösen Stress, einmal hervorgerufen durch die konstante Innendrehung (Pronation), damit sich die Hand horizontal auf die Tastatur einstellen kann, zum anderen durch die betonte Beugestellung der Finger in ihren Mittelgelenken. Die Horizontalstellung der Hand provoziert muskulären Stress in allen Eindrehmuskeln (M. pronator quadratus am Handgelenk, M. pronator teres am Ellbogengelenk), während die Beugestellung der Finger in den Mittelgelenken Spannung in den oberflächlichen Fingerbeugern nach sich zieht. Kompressions-Syndrome des Mittelhandnerven können RSI auslösen; aus Sicht der Anatomie einmal in Höhe des Handgelenkes, zum anderen im mittleren sowie oberen Drittel an der Beugeseite des Unterarmes. Drei Krankheitsbilder sind die Folge:

• Karpaltunnel-Syndrom, auch »Mausklick-Syndrom« genannt, in Höhe des Handgelenkes.

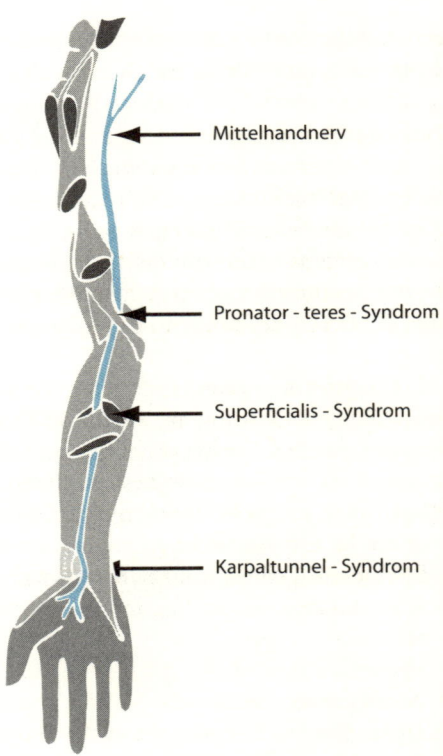

Mittelhandnerv

Pronator - teres - Syndrom

Superficialis - Syndrom

Karpaltunnel - Syndrom

Abb. 33: *Häufige Kompressionssyndrome bei einseitiger Belastung der Hand, besonders in unterschiedlichen Tastenpositionen.*

- Superficialis-Syndrom an der Beugeseite im mittleren Drittel des Unterarms.
- Pronator-teres-Syndrom an der Beugeseite im oberen Drittel des Unterarms.

Zur Vermeidung von RSI spielt die Stellung der Hand in Höhe des Handgelenkes eine wichtige Rolle. Beim Arbeiten an der Tastatur ist eine Überstreckung des Handgelenkes durch Anheben des Handrückens möglichst zu vermeiden, weil hierdurch eine weitere Einengung des Karpaltunnels vermieden wird. Die alte russische Klavierschule übrigens erzwang die günstige »Neutral-0-Stellung«

im Handgelenk durch ein Rubelstück auf dem Handrücken, das beim Üben nicht herunterfallen durfte.

Der Beugestress der Hand kann auch zu isolierten Verdickungen in den Beugesehnen der Finger führen, so dass die Sehne im Bandkanal nicht mehr gleiten kann. Die Folge ist ein »Schnappfinger« oder »schnellender Finger«. Bei Männern kommt es nicht selten zu einer »Dupuytren-Kontraktur« in der Hohlhand, einer Knotenbildung der bindegewebigen Platte in der Handfläche, bei der Streckbehinderungen in den Fingern eintreten können.

An der Streckseite der Hand sind vor allem die Streck- und Abspreizsehne des Daumens RSI-gefährdet. Bei extremer Daumenbelastung kann es sogar zur Zerrüttungsruptur der langen Daumenstrecksehne kommen, wie das bereits bei den Trommlern Friedrich des Großen im Siebenjährigen Krieg der Fall war. Sie gehören zu den ersten RSI-Betroffenen im Sinne einer Berufskrankheit.

Folgende Tätigkeiten können an der Streckseite des Daumens RSI auslösen:

• Hohe Daumenbelastung an der Schere, beim Umgang mit Zangen, Hammer, Beil, beim Bügeln und diversen Putzvorgängen.
• Hohe Strecksehnenbelastung an der Trommel.
• Abkippen der Hand zur Daumenseite bei falscher Tennisrückhand.
• Oktavenspiel am Klavier.
• »Flötenfinger« durch einseitiges Halten des Instrumentes.

(Übungen, mit denen Sie Hand und Finger kräftigen und RSI-Beschwerden vorbeugen können, finden Sie auf Seite 89 ff. u. 161 f.)

2. Stresspunkt: das Ellbogengelenk
Der Mensch ist ein Greifer, ein Festhalter, ein besitzergreifendes Wesen, wobei er seine Stärke gerne durch die Faust zum Ausdruck bringt. Die Kraft der Beugemuskeln der Hand ist um zwei Drittel stärker als die der Muskeln an der Streckseite. Am Unterarm besteht so eine deutliche muskuläre Dysbalance zwischen der Streck- und der Beugeseite.

Der »Tennisellenbogen« (Epicondylitis lateralis) ist zum einen das Ergebnis einer Schwäche in den Streckmuskeln des Unterarmes, zum anderen liegt er im punktförmigen Ansatz der streckseitigen Unterarmmuskulatur an der Außenseite des Ellbogengelenkes begründet, der Irritationen an der Knochenhaut begünstigt. Der »Tennisellenbogen« kommt von einer falsch gespielten Rückhand, wenn der Schlag betont aus dem Handgelenk geführt wird. Aber auch Bügeln und Putzen können Beschwerden an der Außenseite des Ellbogengelenkes auslösen. Zu Beginn der Behandlung steht die Ruhigstellung des Ellbogens, danach folgt gezieltes Stretching. Das Programm sollte jedoch rasch durch Maßnahmen zur Stärkung der Streckmuskeln ergänzt werden.

Es kann vorkommen, dass der »Tennisellenbogen« von einem »Supinator-Syndrom« überlagert wird, wenn der Speichennerv, der diesen Ausdrehmuskel tunnelartig passieren muss, unter Druck gerät. Eine Elektromyelographie (EMG) – das ist eine Untersuchung der Muskelfunktion, bei der mit Hilfe einer dünnen Nadel die elektrische Energie im Muskel gemessen wird – bringt die richtige Diagnose.

Der »Golferellenbogen« (Epicondylitis medialis) macht sich durch Schmerzen an der Innenseite des Ellbogengelenkes bemerkbar. Auslösend sind Aufschläge wie sie beim Golf, Tennis etc. auftreten. Die Erkrankung kann von einem »Pronator-teres-Syndrom« überlagert werden, eine neurologische Untersuchung bringt Klarheit. Das »Ulnarisrinnen-Syndrom« steht mit dem »Musikantenknochen« in Zusammenhang. Jeder kennt diesen druckempfindlichen Nervenpunkt an der Innenseite des Ellenbogens, nicht selten kombiniert mit Missempfindungen im Ring- und Kleinfinger. Oft sind nächtliche Druckerscheinungen die Ursache, wenn in Bauchlage der Arm als Kopfstütze missbraucht wird. Ist diese Stelle chronisch gereizt, hilft in vielen Fällen schon eine nächtliche Polsterung des Gelenks durch einen Watteverband.

(Übungen, mit denen Sie Ihr Ellbogengelenk kräftigen und RSI-Beschwerden vorbeugen können, finden Sie auf Seite 132 f.)

3. Stresspunkt: Nacken-Schultergürtel

Ein Gürtel ist variabel in seiner Einstellung – das gilt auch für unseren Schultergürtel. Im Gegensatz zum festen Beckenring sind die Schultergelenke muskulär und damit locker an die Wirbelsäule gebunden, mit dem Ergebnis, dass sie nur allzu leicht der vorderen Stressspannung folgen. Sie entsteht durch die »Brustbeinbelastungshaltung«, also durch eine nach vorn gekrümmte Sitzhaltung, wie sie sich bei langem Arbeiten am Computer meist einstellt. Zwei Gründe sind entscheidend für die »Entgleisung« der Schultern:

- Die betont nach vorne gerichtete Aktivität der Hände und Arme provoziert eine vordere Stressspannung beugeseitiger Muskeln an den Schultern einschließlich der Arme, die die Schultergelenke nach vorn abgleiten lässt.
- Der Zug auf die Muskulatur der Schultern verstärkt sich noch durch die vordere Brust-Halsmuskulatur, die über den »Quadriga-Effekt« verkürzt wird: wird durch eine nach vorn gekrümmte Sitzhaltung Druck auf die Brustbeingelenke ausgeübt, ist der Körper durch Reflexschaltungen bemüht, das Abgleiten in die »Brustbeinbelastungshaltung« zu vermeiden. Ergebnis: die beugeseitigen Muskeln werden angespannt.

Die Vorverlagerung der Schultern zieht im Gelenk zwei Engpass-Syndrome nach sich:

- Beim »Bizepsrinnen-Syndrom« reibt die Bizepssehne im engen Knochenkanal, einmal hervorgerufen durch die ständige Belastung dieses Muskels im permanenten »Fronteinsatz«, zum anderen durch intensive Reibungskräfte im Zusammenhang mit der starken Abwinklung der Sehne im Knochenkanal. Eine »Zerrüttungsruptur« kann die Folge sein, vergleichbar mit dem Zerreißen eines Schnürsenkels in der Öse.
- Die Degeneration der »Rotatorenmanschette« ist einmal das Ergebnis einer Einengung des Schulterdaches zum Oberarmkopf als Folge der Vorverlagerung der Schultern, zum anderen eine ständige Traumatisierung der Sehne des Obergrätenmuskels, der vom hinteren Schulterblatt zur Außenseite des Oberarm-

kopfes zieht. Stressauslösend sind seitliche Überkopfbewegungen und Überkopfsportarten, speziell in Verbindung mit Brustschwimmen sowie mit Wurf- und Aufschlagbewegungen.

Mit dem »Quadriga-Effekt« in Zusammenhang steht der »Spannungskopfschmerz«: Durch eine verstärkte vordere Abweichung der Halswirbelsäule (Lordose) gerät die Nackenmuskulatur in eine schmerzhafte Verspannung. Steigt der Druck auf die Bandscheiben weiter an, wie es bei allen Überkopftätigkeiten einschließlich Überkopfsportarten der Fall sein kann, so besteht jederzeit die Gefahr eines Bandscheibenvorfalles. Die damit verbundenen Schmerzen strahlen bevorzugt in die Arme, nicht selten verbunden mit Taubheitsgefühlen bis in die Finger.

(Übungen, mit denen Sie Ihren Nacken-/Schultergürtel kräftigen und RSI-Beschwerden vorbeugen können, finden Sie auf Seite 127 f., 136 f., 140.)

4. Stresspunkt: Lendenwirbelsäule–Beckenring

Anders als der lockere Schultergürtel ist der Beckenring ein festes Gefüge, so dass sich eine muskuläre Dysbalance hier grundsätzlich anders darstellt. In stehender Position, mit gestreckten Hüftgelenken, ist der eigentliche Beckenring fest geschlossen. Der alleinige bewegliche Teil ist dann die Lendenwirbelsäule, die durch die Kreuz-Darmbeingelenke mit ihrer straffen Führung an den Beckenring angeschlossen ist. Ähnlich wie die Schultern folgt in diesem Falle die Lendenwirbelsäule der muskulären Stressspannung nach vorn im Sinne einer verstärkten Hohlkreuzstellung (Lordose). Die muskuläre Dysbalance des Beckens ist ursächlich Folge unserer

Der Hüftlendenmuskel ist durch seinen Verlauf gleichzeitig auch unser wichtigster Rückenmuskel, der sich unseren Blicken entzieht, so dass wir ihn nicht direkt sehen und auch nicht abtasten können.

vorherrschenden Sitzhaltung, in der das Hüftgelenk sich über Stunden in 90°-Beugestellung befindet, so dass der tief im Becken liegende Hüftlendenmuskel (M. ileopsoas) permanent verkürzt ist. Im Stehen kann er der Öffnung des Hüftgelenks durch seine anhaltende Stressspannung nicht folgen: Eine Bandscheiben-

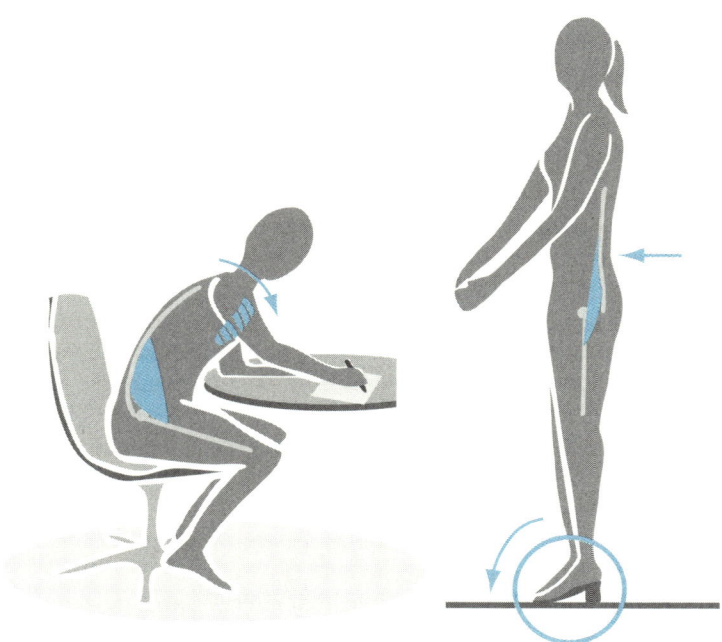

Abb. 34: Vorverlagerung der Schultergelenke in die Brustbeinbelastungshaltung, bedingt durch krumme Sitzhaltung. Hohe Rückenbelastung im Stehen über die gestressten Hüftbeugemuskeln, bedingt durch langes Sitzen und durch das Tragen von Absatzschuhen.

druckerhöhung ist die Folge, da dieser Muskel von der Lendenwirbelsäule entspringt und am kleinen Höcker des Oberschenkels ansetzt. Insofern ist der Hüftlendenmuskel gleichzeitig auch unser wichtigster Rückenmuskel. Bei einer chronischen Druckerhöhung der Bandscheiben genügt dann häufig nur ein geringer Anlass, etwa im Sinne eines Verhebetraumas, und ein überaus schmerzhafter Bandscheibenvorfall ist die Folge. Grundsätzlich haben unsere vorherrschenden Sitzgewohnheiten zu zwei gravierenden Problemen geführt:

- Langes Sitzen ist Bewegungsverlust und provoziert Herz-Kreislauf-Erkrankungen.

- Langes Sitzen verschließt die Hüftgelenke durch ihre 90°-Beugestellung, gefolgt von einer Vorverlagerung der Lendenwirbelsäule mit chronischer Bandscheibenbelastung.

Die bandscheibenbelastende Hohlkreuzstellung der Lendenwirbelsäule, die einhergeht mit einer Anspannung der unteren Rückenmuskulatur, wird im Alltag noch verstärkt, da jede Spitzfußstellung mit gebeugten Zehen zu einer weiteren Stressspannung in der unteren Rückenmuskulatur beiträgt. Aus Sicht der rhythmischen Spiralkinetik ist hierfür der Schlingenaufbau der Muskulatur verantwortlich: Jede Anspannung der Waden einschließlich der Zehenbeuger geht mit einer Stressspannung in der unteren Rückenmuskulatur einher. Probieren Sie es gleich einmal aus, indem Sie sich auf die Fußspitzen stellen: Durch die automatisch gestreckten Hüftgelenke fallen Sie ins Hohlkreuz. Sie können dies gar nicht verhindern, und dieser Vorgang wiederholt sich im Alltag insbesondere bei zwei Ereignissen, die wesentlich unseren Rücken schädigen:

- Absatzbetontes Vorfußgehen: je höher der Absatz, umso intensiver die Rückenbelastung.
- Lange Bergabpassagen sowie schnelles, unkontrolliertes Heruntergehen von Treppen.

Der Hüftlendenmuskel ist das »Universalgenie« unter unseren Muskeln. Das hängt einmal mit seiner engen Beziehung zur Lendenwirbelsäule, zum anderen aber auch mit seiner zentralen Lage im Becken mit enger Beziehung zum Bauchraum zusammen. Er ist ein muskulärer Grundpfeiler, dessen Spannungszustand nicht nur Rücken-,

Bei jeder vorfußbetonten Spitzfußstellung, sei es beim Stehen, Gehen oder Laufen, kommt es durch den spiralförmigen Schlingenaufbau der Muskulatur zu einer Anspannung in der unteren Rückenmuskulatur.

sondern auch Bauchschmerzen verstärken kann. Seine Wirkung reicht bis ans Zwerchfell heran, denn durch seine Position ist er der eigentliche Antagonist dieser Muskelplatte. Eine Sängerin mit hohen Absatzschuhen beispielsweise erschwert ihre Einatmung, weil durch die gestreckten Hüften der angespannte Hüftlendenmuskel das Zwerchfell in seinem Tiefertreten bei der Einatmung hindert (zu »Synergisten« und »Antagonisten« vgl. Seite 152 ff.).

Die Wirkung des Hüftlendenmuskels im Überblick:
- Wichtiger Rückenmuskel, da er die Stellung der Lendenwirbelsäule nachhaltig beeinflusst.
- Entscheidender Geh- und Laufmuskel, der das Anheben des Beines im Hüftgelenk steuert.
- Als Antagonist zum Zwerchfell bestimmt er dessen Stellung bei der Einatmung, somit ist er ein wichtiger Sprech- und Gesangsmuskel.
- Er legt den Hüftschwung fest, er bestimmt die Schrittlänge und seine optimale Elastizität entscheidet über unser attraktives Gangbild.
- Er ist der Pförtner des Beckenausganges bei jeder Geburt. In der Hocke ist er entspannt, so dass der kindliche Kopf, gebettet auf seinen Muskelfasern, ungehindert die Geburtswege passieren kann.

Wie Sie Wirbelsäule und Becken stabilisieren können
Der vielbeschäftigte Hüftlendenmuskel kann durch andere Muskeln entscheidend unterstützt werden, damit das Becken in seiner Stellung aufgerichtet wird, ohne dass muskuläre Dysbalancen eintreten. In seiner komplexen Ausrichtung sind zwei Muskelabschnitte wiederholt zu dehnen und zwei ihrer Gegenspieler (Antagonisten) zu verstärken:

- Wiederholte Dehnung des Hüftlendenmuskels besonders bei langem Sitzen (Abb. 21), kombiniert mit der Dehnung der unteren Rückenmuskulatur durch die tiefe Entspannungshocke (Abb. 35).
- Verstärkung der »Treppensteigermuskeln« (Gesäßmuskulatur), am besten natürlich durch häufiges Treppensteigen. Auch eine Kräftigung der Bauchmuskulatur, speziell in ihrem schrägen Verlauf, entlastet den Hüftlendenmuskel.

Ein gestresster Hüftlendenmuskel kann auf sogenannte »Schneeschaufelbewegungen« extrem kritisch reagieren. Die vorgeschädigte Bandscheibe gerät bei dieser Körperrotation dort unter Druck, wo das schützende Längsband eine Lücke gelassen hat, damit die Nervenwurzel das Rückenmark passieren kann. Dieses »offene Fenster« befindet sich im Aufbau des Rückenmarkes zur Wirbelsäule von hinten betrachtet in 4-Uhr- und 7-Uhr-Stellung. Jede Körperdrehung, wie z. B. beim Schneeschaufeln, aber ebenso beim Golfen, Kegeln etc. kann an diesem Schwachpunkt, dem »Ort des geringsten Widerstandes«, eine umschriebene Druckerhöhung provozieren. Auch beim seitlichen Versetzen einer eng am Körper gehaltenen Last (z. B. beim Verladen der Bierkiste vom Einkaufswagen in den Kofferraum) sollten Sie jede Körperdrehung vermeiden, sondern rückengerecht nur aus der Beinbewegung heraus arbeiten. Beim täglichen Staubsaugen sind sie gut beraten, das Saugrohr nur mit einer Hand zu führen: So bleibt der Rücken gerade und aufgerichtet. Sobald die zweite Hand das Saugrohr umfasst, entsteht die schädliche Rückenrotation unter Belastung.

Der Hüftlendenmuskel in seiner Funktion als Hüftbeuger wird nachhaltig durch einen weiteren Muskel unterstützt: den zweigelenkigen mittleren Oberschenkelstrecker (M. rectus femoris). Dieser Muskel ist nicht nur ein Hüftbeuger, sondern gleichzeitig auch ein Kniestrecker, da er am Schienbeinkopf ansetzt. Er neigt ebenfalls zur Verkürzung, die schmerzhafte Spannungen an der Streckseite des Kniegelenkes verursachen kann:

- Beim »Patella-Spitzen-Syndrom« treten Schmerzen am unteren Rand der Kniescheibe (Patella) und im Verlauf der Kniescheibensehne bei hohen Lauf- und Sprungbelastungen auf. Eine Lösung des Problems bieten Stretching, Retrowalking sowie wiederholtes Wechseln der Sportart.
- Reibungsschmerzen der Kniescheibe und die Gefahr einer äußeren Luxation (Verrenkung) stehen vielfach in Zusammenhang mit einer Fehlform der Kniescheibe (Wiberg-Variation). Die dadurch verursachte Fehlfunktion kann sich zu einer Kniescheibenarthrose entwickeln. Vorbeugung erfolgt durch Dehnung des mittleren Oberschenkelstreckers bei gleichzeitiger Verstärkung des inneren Oberschenkelstreckers. Skatingsportarten sollten gegen Frontalsportarten, wie Laufen, Radeln, Schwimmen im Kraulstil ausgetauscht werden.

(Übungen, mit denen Sie Ihren Hüftlendenmuskel kräftigen und RSI-Beschwerden vorbeugen können, finden Sie auf Seite 128, 130, 136, 141.)

5. Stresspunkt: Wadenmuskel – Achillessehne – Fußsohle – Zehen

Nächtliche Wadenkrämpfe, Muskelfaserrisse bis hin zur Achillessehnenruptur, Einrisse in der Sehnenplatte der Fußsohle, Hammerzehenbildung – die Leidensgeschichte der Funktionsstörungen am Unterschenkel und am Fuß ist lang. Für die Fehlentwicklung gibt es zwei wesentliche Gründe:

- In einer Zeit ohne Zeit stürmt der Mensch vorwärts. Wie im Sprint setzt er nur noch den Vorfuß auf, ohne Gegenschwung aus den Hüften und Füßen rollt der Fuß nicht mehr regelmäßig über die Ferse in Richtung Vorfuß ab. Damit werden die Wadenmuskeln nicht mehr ausreichend gedehnt, wie etwa beim Barfußgang. Ein verletzungsförderndes Energiedefizit ist die Folge.
- Aus biomechanischer Sicht ist der Absatzschuh grundsätzlich falsch konzipiert. Er stört das gesunde Wechselspiel zwischen Hacke und Spitze, denn bei jedem Schritt und schließlich auch in Ruhe bleibt in der Wadenmuskulatur eine verkürzende Restspannung erhalten.

Jeder Schritt beim Gehen und Laufen ist auf das Wechselspiel Hacke-Spitze-Hacke-Spitze angewiesen. Nur hierdurch wird die Wadenmuskulatur beim Gehen entlastet, wenn beim Vorschwingen des Beines bei gleichzeitiger Fußstreckung durch die Längenerweiterung der Waden und der Achillessehne neue Energie nachfließen kann. Automatisch landet der Fuß mit der Außenkante der Ferse am Boden, um danach beim Zurückschwingen der erneuten Vorfußbelastung zuzustreben. Die verkürzten und kontrahierten Wadenmuskeln spannen sich an, sie sind es, die den Körper nachhaltig nach vorne treiben. Landet nun auch noch in der gleichen vorfußbelastenden Spitzfußhaltung das Bein vorne am Boden, so fehlt bei jedem Schritt die energiefördernde Erholungsphase für Wa-

Konstantes Vorfußlaufen und absatztontes Vorfußgehen bedeuten Waden- und Achillessehnenstress – Wadenkrämpfe sind ein erstes Warnsignal!

den und Achillessehen: Sie bleiben im Dauerstress der Anspannung. Wadenkrämpfe, Muskelrisse, Achillessehnenbeschwerden sind die Folge. (Prominentes Opfer ist der chinesische Hürdensprint-Star Liu Xiang, der bei den Olympischen Spielen 2008 bereits im Vorlauf wegen Achillessehnenbeschwerden humpelnd das Stadion verlassen musste.) Die Aufgabe des kürzeren Rückfußes im Fersenbereich ist die vordere Landung am Boden in Verbindung mit der Fußstreckung.

Die Spitzfußhaltung der Füße stresst aber nicht nur die Waden. Sie setzt über das Zuggurtungssystem komplexer Muskelschlingen auch die untere Rückenmuskulatur in Höhe der Lendenwirbelsäule unter Spannung (siehe Seite 118). Ganz im Gegensatz dazu stehen das Barfußgehen und die tiefe Hocke. Der Barfußgeher verfügt über eine hochelastische Wadenmuskulatur einschließlich Achillessehne, die in der tiefen Hocke eine direkte Kontaktaufnahme zwischen Sitzbein und Fersenbein zulässt. Davon ist der Absatzgeher weit entfernt. Bei allen Bodenarbeiten in tiefer Hocke balanciert er krampfhaft auf den Vorfüßen und dreht dabei die Kniegelenke meniskusbelastend nach außen. Beim Versuch, die tiefe Hocke einzunehmen und die Fersen auf den Boden abzusenken, landet er unweigerlich auf dem Rücken (Abb. 71).

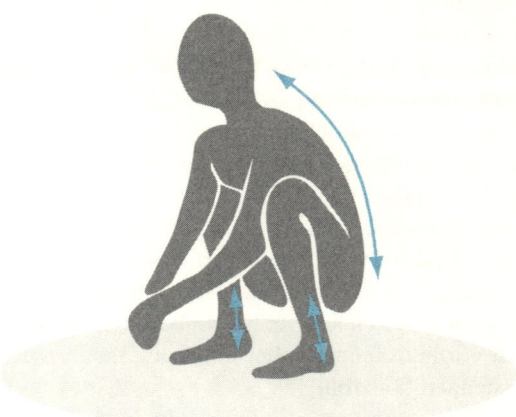

Abb. 35:   Knie- und Rückenentlastung in der natürlichen Entspannungshocke im Gegensatz zur hohen Knie- und Innenmeniskusbelastung in der »europäischen Krampfhocke« (vgl. auch Abb. 71).

In allen Teilen der Welt kommt der Mensch mit der natürlichen Begabung der tiefen Entspannungshocke auf die Welt, bis zum Schulbeginn spielen Kinder fersenbetont mit den Kniegelenken in entlastender Scharnierstellung am Boden. Der Wadenstress beginnt bereits zwischen dem ersten und zweiten Lebensjahr mit einer sukzessiven Absatzerhöhung, bei gleichzeitiger fehlender Vorbildfunktion der Eltern, so dass spätestens mit Schulbeginn praktisch nur noch die »europäische Krampfhocke« auf den Vorfüßen mit hoher Kniebelastung möglich ist (Abb. 71).

Beim Spitzentanz im Ballett wird die Vorfußbelastung im wahrsten Sinne des Wortes auf die Spitze getrieben. Entsprechend hoch sind die Funktionsstörungen, die bis zum »Tarsaltunnel-Syndrom«, analog zum »Karpaltunnel-Syndrom« der Hand, ausarten können. Der alltägliche »Spitzentanz« im hohen Stöckelschuh verursacht nicht nur Probleme in der Wade, der enge Schuh nimmt auch die Zehen regelrecht »in die Zange«. Beim »Hallux valgus« verdrängt die Großzehe die übrigen Zehen in eine typische »Hammerzehenstellung«; schmerzfreies Gehen kann dann oft nur noch durch eine Operation wieder ermöglicht werden.

Folgen von RSI an Unterschenkel und Fuß sind:
• Nächtliche Wadenkrämpfe, besonders bei Frauen.
• Zerrungen, Wadenmuskelrisse bei Sprintern, Vorfußläufern, Fußballern, Tennisspielern, Tänzern etc.

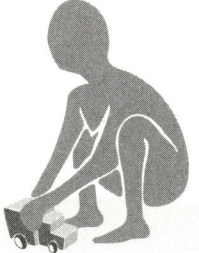

Abb. 36:   Natürliches Verhalten der Kinder beim Spielen in der Hocke.

- Degenerative Achillessehnenerkrankungen bis zum Abriss der Achillessehne in Zusammenhang mit chronischen Vorfußbelastungen.
- Schmerzhafter Fersenbeinsporn, der sehr gut auf Stretching und Gegenschwung beim Gehen anspricht.
- Tarsaltunnel-Syndrom, das nicht selten Tänzer außer Gefecht setzt.
- Einrisse in der Fußsohlen-Sehnenplatte bei extremer Vorfußbelastung, z. B. beim Anschieben eines Autos oder im Bobsport.
- Hallux valgus der Großzehe, durch enge, hohe Schuhe; die vier übrigen Zehen werden zu »Krallenzehen«.

Immer wieder ist zu hören, das Gehen auf hohen Absätzen sei gesundheitsfördernd, weil es die Beckenbodenmuskeln kräftige und so einer Blasenschwäche vorbeuge, ja sogar die sexuelle Erlebnisfähigkeit steigere. Eine Kräftigung des Beckenbodens ist sicher zu befürworten; man muss aber dabei auch die Gesäß- und die untere Rückenmuskulatur mit einbeziehen, weil über das schlingenartige Zuggurtungssystem der Muskulatur reflexartig jede Spitzfußstellung mit einer Kontraktion dieser drei Muskelabschnitte beantwortet wird. Hohe Absätze mögen sexy sein, weil allein die Taillierung des Unterschenkels durch die provozierte Wadenmuskelverkürzung verstärkt wird, aber, meine Damen, bleiben Sie bei Ihrer Gewohnheit, sich im unbeobachteten Zustand im Restaurant oder Theater dieser »Fußfesseln« zu entledigen.

(Übungen, mit denen Sie Ihre Füße und Waden kräftigen und RSI-Beschwerden vorbeugen können, finden Sie auf Seite 129 ff., 138 f., 141 f.)

Die rhythmische Spiralkinetik zeigt uns den Weg zur »Prävention statt Operation« der beschriebenen Probleme – mehr dazu im nächsten Kapitel.

Kapitel 9
Schwung und Gegenschwung: Wie Sie statt angespannt beweglich werden

Stretching hat den Sport revolutioniert. Noch vor einigen Jahrzehnten prägten wippende, reißende Schleuderbewegungen ganze Generationen Sporttreibender. Die relativ hohe Verletzungsgefahr in Verbindung mit einer nur geringen Leistungsverbesserung setzten dem »Nachfedern« ein Ende, nachdem auch die Physiologie die Antwort auf die Frage gefunden hatte, warum die sogenannte »ballistische Gymnastik« so häufig mit Verletzungen endete. Verantwortlich sind sensible Dehnungsrezeptoren, die reflexartig eine Muskelkontraktion auslösen, wenn der Muskel explosionsartig gedehnt wird, wie das bei Schleuderbewegungen der Arme und Beine der Fall ist. Hierbei wird ein »Sicherheitsschloss« geknackt, das dem Gelenk vorgeschaltet ist, damit es unversehrt bleibt, wenn die Extremitäten ruckartig »in den Raum geworfen« werden. Schlagartig zieht sich der Muskel zusammen, so dass zerstörerische Zugkräfte das Gelenk nicht erreichen können. Sie werden von der Muskulatur abgefangen. Die gesamte Schleuderkraft trifft auf den Muskel. Zerrungen, Muskel- und Sehnenrisse waren die traurige Bilanz dieser Art von Training, bis man herausfand, dass sich der kontrahierende Dehnungsreflex ausschalten lässt, wenn man den Muskel schonend, behutsam, verlangsamt über seine Grundlänge hinaus dehnt: das Stretching war geboren.

Stretching ist die schonende, behutsame Dehnung eines Muskels über seine Grundlänge hinaus bei gleichzeitiger Ausschaltung des verkürzenden Dehnungsreflexes.

Bei dieser Form des »passiven Stretchings« wird der Muskel wie ein Gummiband, durch äußere Kräfte, Handzug oder Wanddruck über seine Grundlänge hinaus gedehnt. Auf diese Weise kann eine weitere Gelenköffnung erreicht werden, als es die ballistische Schleudergymnastik jemals bewirken konnte, d. h., eine deutliche Elastizitätsverbesserung ist das Ergebnis. Sie ist allerdings nicht dauerhaft festgeschrieben, sondern währt nur maximal zwei Stunden, denn die Muskulatur reagiert bei jeder Form körperlicher und seelischer Belastung sofort mit neuer Anspannung. Bei längerer Bildschirmarbeit ist somit alle zwei Stunden eine kurze Stretchingpause für Hände, Arme, Nacken dringend anzuraten.

Bei anhaltender körperlich-geistiger Belastung ist Stretching im 2-Stunden-Rhythmus ratsam.

Wie lange sollte die Dehnung gehalten werden? 6 – 8 Sekunden reichen pro Dehnungsposition aus, wie zahlreiche skandinavische Studien beweisen. In der Praxis haben sich 7 Sekunden durchgesetzt: Sie entsprechen einem Pausenintervall, das auch bei intensivster Arbeitsbelastung realistisch als tägliche Routine praktiziert werden kann. Damit folgt der Mensch dem natürlichen Verhalten der Wild- und Haustiere, für die Dehnung das reinste Vergnügen darstellt. Der »Katzenbuckel« Ihres Katers ist der beste Beweis dafür.

Stretching über jeweils 7 Sekunden im 2-Stunden-Rhythmus ist ein Zeitaufwand, der auch im hektischen Stressalltag realistisch ist.

Stretching in seiner Grundeinstellung ist eine Längenerweiterung des Muskels, in der Muskelursprung sowie Muskelansatz auseinander gezogen werden. Man spricht von einer »exzentrischen« Erweiterung des Muskels. Er nimmt dabei die gleiche Stellung ein, wie sie für die Ausholbewegung, für jeden Gegenschwung unverzichtbar ist, wenn etwa bei einem Wurf der Stein eine große Weite erzielen soll.

Bei diesem Vorgang werden die aktiven Muskeln bis zu 120 Prozent über ihre Ruhelänge hinaus verlängert und dabei exzentrisch mit bis zu 140 Prozent ihrer maximalen statischen Kraft aufgeladen (siehe Seite 41).

Mit diesem Gegenschwung-Stretching bleiben wir nicht nur elastischer, wir können uns auch leichter und beschwingter bewegen. Darüber hinaus halten wir uns Muskel-Gelenkerkrankungen vom Leibe, die eigentlichen »Freitzeitkiller«, weil schmerzende Gelenke nicht nur unseren Bewegungsradius einschränken, sondern in der Regel auch mit einer langen Verweildauer in Wartezimmern von Ärzten und Kliniken verbunden sind. Mit einem gut geplanten Stretchingprogramm lassen sich sogar Operationen vermeiden.

Werden Sie also vorbeugend aktiv! Ich möchte Ihnen dazu im Folgenden den Stuhl, der im Arbeitsalltag ohnehin bei den meisten von Ihnen zur Grundausstattung gehört, einmal von einer ganz neuen Seiten vorstellen, als optimales Trainingsgerät, mit dem Sie ohne großen Zeit-

Führen Sie Ihr Präventions-Training alle 2 Stunden durch und halten Sie die Dehnung über 7 Sekunden pro Gelenkeinheit. Lassen Sie während des Programms Ihren Atem ruhig fließen, vermeiden Sie Pressatmung.

verlust wirksamen Stressausgleich erleben können.

Fitness im Sitzen: Der Stuhl als Trainingsgerät

- Gegenschwung-Stretching der hinteren und seitlichen Nackenmuskulatur gegen Spannungskopfschmerz.

Auf dem Stuhl sitzend verschränken Sie beide Arme hinter dem Rücken, dabei umgreifen beide Hände die Ellbogengelenke. Jetzt beugen Sie den Kopf und drehen Ihr Kinn in Richtung des rechten Schlüsselbeins. Sie können die Dehnung verstärken, indem Sie beide Arme nach rechts verlagern. Über 7 Sekunden lassen Sie den Kopf weit durchhängen, schließen Sie die Augen und atmen tief ein und aus. Sie spüren ein leichtes Ziehen (keine Schmerzen) in der seitlichen und hinteren rechten Nackenmuskulatur. Wiederholen Sie die Übung auf der Gegenseite (Abb. 37).

- Gegenschwung-Stretching der unteren Rückenmuskulatur sowie der vorderen Schultermuskulatur gegen Rückenschmerzen und Schultersteife.

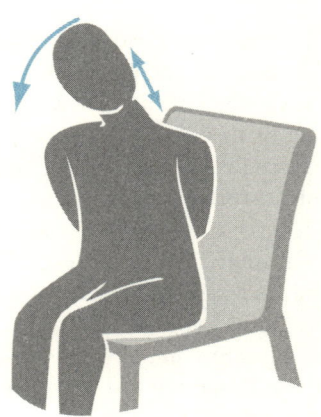

Abb. 37:   Dehnung der linken hinteren seitlichen Nackenmuskulatur.

Bei leicht gespreizten Beinen lassen Sie den Oberkörper auf dem Stuhl weit nach vorne durchhängen. In optimaler Position erreichen die Schultern die Kniegelenke. Jetzt verschränken Sie die Hände am Rücken, führen beide Arme maximal hinter dem Rücken nach oben und halten diese Position wiederum 7 Sekunden lang (Abb. 38).

• Gegenschwung-Stretching der Hüftbeugemuskulatur im Verlauf des Hüftlendenmuskels sowie des mittleren Oberschenkelstreckers gegen Rückenschmerzen, Leistenbeschwerden und gegen das Patella-Spitzen-Syndrom.

Nach links gedreht sitzen Sie nur mit der linken Gesäßhälfte auf dem vorderen Stuhlrand. Mit der rechten Hand greifen Sie den rechten Fußrücken. Sie ziehen das rechte Bein nach hinten und öffnen maximal das rechte Hüftgelenk. 7 Sekunden halten, Wiederholung Gegenseite.

Zur Dehnung des Hüftlendenmuskels sitzen Sie am vorderen Stuhlrand. Sie strecken das linke Hüftgelenk, den linken Fuß verlagern Sie weit nach hinten unter den Stuhl, dabei drückt der Fußrücken gegen den Boden. Über 7 Sekunden führen sie den Oberkörper, ohne ins Hohlkreuz zu fallen, nach hinten. Wiederholung auf der Gegenseite (Abb. 39).

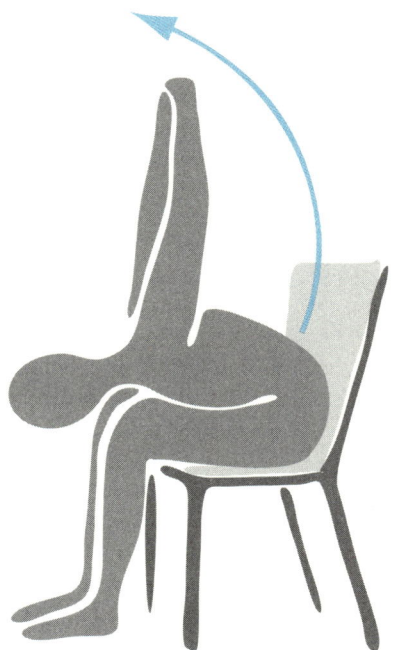

Abb. 38: Dehnung der Rücken- und vorderen Schultermuskeln.

● Gegenschwung-Stretching der Kniebeugemuskulatur gegen schmerzhafte Verspannungen der hinteren Oberschenkelmuskulatur.

Sie sitzen am vorderen Stuhlrand. Stützen Sie nun den geraden Oberkörper mit der linken Hand am linken Oberschenkel ab. Beim gestreckten rechten Bein wird der Vorfuß angezogen und Sie versuchen, die Finger des gestreckten rechten Armes den Zehen des rechten Fußes zu nähern. Bleiben Sie dabei im Rücken aufrecht. 7 Sekunden halten, Wiederholung auf der Gegenseite (Abb. 40).

● Gegenschwung-Stretching der Wadenmuskulatur, der Achillessehne sowie der Fußsohle einschließlich der Zehen gegen Wadenkrämpfe, Achillessehnenbeschwerden, Fersenbeinsporn, Tarsaltunnel-Syndrom, Krallenzehen.

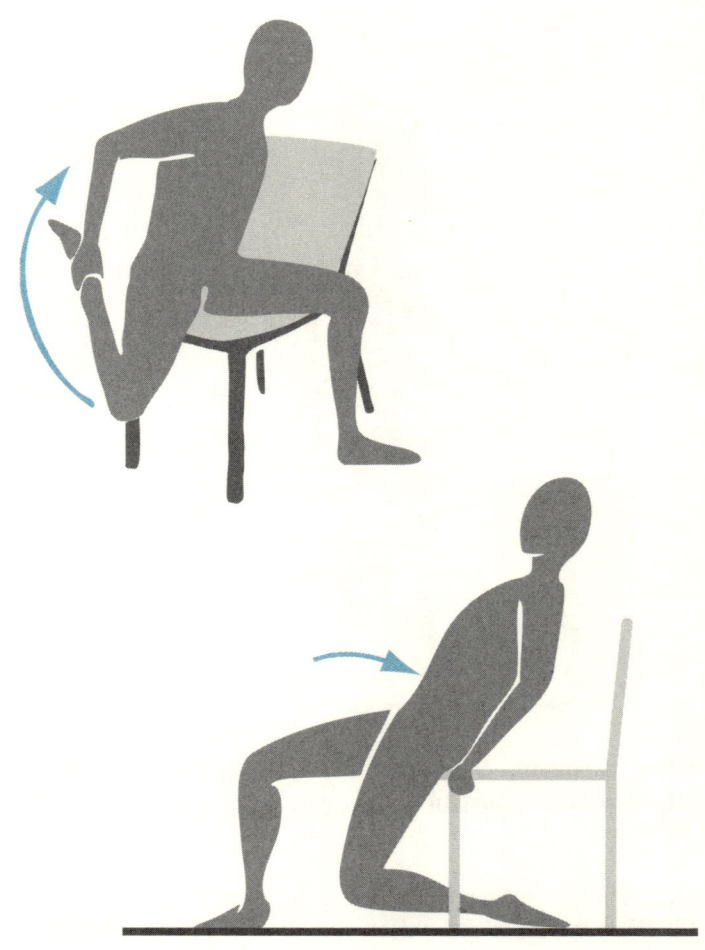

Abb. 39: *Dehnung der vorderen Oberschenkelmuskulatur und des Hüftlendenmuskels.*

Sie stehen hinter dem Stuhl und legen beide Hände auf die Lehne. Dann machen Sie einen Ausfallschritt nach rechts hinten. Dabei bleibt das Knie des rechten Beines gestreckt und die Ferse auf dem Boden. Verlagern Sie nun durch das gebeugte linke Knie Ihr Becken nach vorne. Dabei spüren Sie ein leichtes Ziehen im mittleren Drittel der Wade. 7 Sekunden halten. Jetzt beugen Sie das

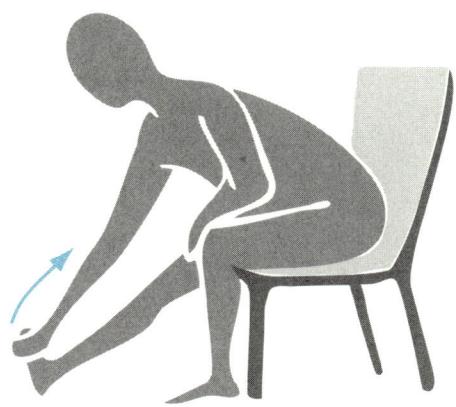

Abb. 40: Dehnung der rückwärtigen Kniebeugemuskulatur.

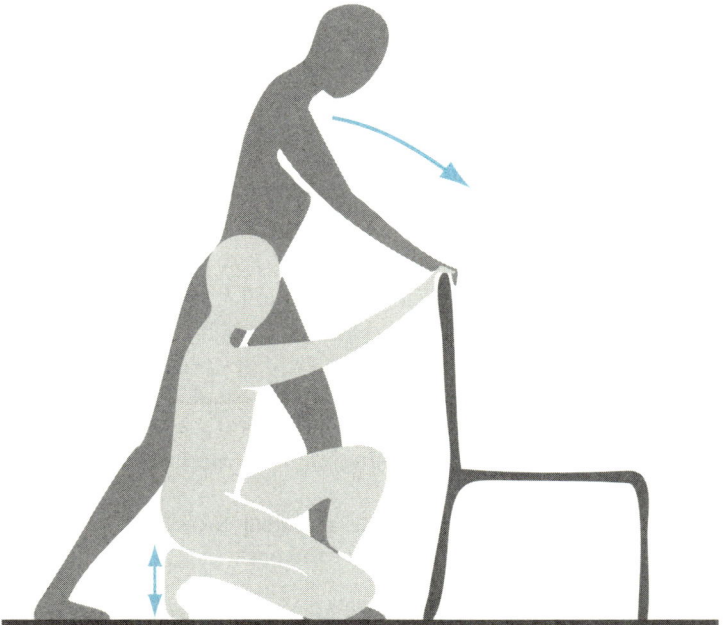

Abb. 41: Dehnung der Waden, der Achillessehnen und der Fußsohle.

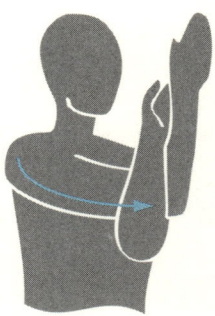

Abb. 42:   Dehnung der Rotatorenmanschette an der Außenseite der rechten Schulter.

rechte Knie ca. 20° zur Dehnung der Achillessehne, die Ferse bleibt fest am Boden, 7 Sekunden halten. Danach senken sie das rechte Knie zum Boden, dabei heben Sie die rechte Ferse. Zur verstärkten Dehnung der Fußsohle und der Zehen setzen Sie sich jetzt auf die rechte Ferse. 7 Sekunden halten, Wiederholung auf der Gegenseite (Abb. 41).

• Gegenschwung-Stretching der Rotatorenmanschette auf der Außenseite des Schultergelenks gegen die Degeneration der Rotatorenmanschette.

Der rechte Arm wird vor dem Körper extrem nach links geführt, die rechte Handfläche zeigt dabei nach außen, der rechte Daumen körperwärts. Verstärken Sie die Dehnung, indem Sie den linken Unterarm von vorn über die Außenseite des rechten Oberarmes legen, dabei drücken die Finger der linken Hand gegen die Handfläche der rechten Hand, wodurch die Dehnung intensiviert wird. 7 Sekunden halten, Wiederholung auf der Gegenseite (Abb. 42).

• Gegenschwung-Stretching der Unterarmstreckmuskulatur gegen Epicondylitis lateralis (Tennisellenbogen).

Im Sitzen schlagen sie das rechte Bein über das linke und legen den gestreckten rechten Arm auf das rechte Knie. Die maximal gebeugte linke Hand wird bei gestrecktem linkem Arm von der

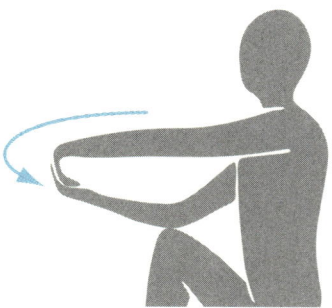

Abb. 43: Dehnung der Unterarmstreckmuskulatur.

rechten Hand körperwärts gezogen. 7 Sekunden halten. Wiederholung auf der Gegenseite (Abb. 43).

• Gegenschwung-Stretching der Unterarm- und Fingerbeugemuskeln gegen Karpaltunnel-Syndrom, schnellender Finger, Dupuytren-Kontraktur, Superficialis-Pronator-teres-Syndrom, Epicondylitis medialis (Golferellenbogen).

Sie rutschen nach links auf ihre rechte Gesäßhälfte. Danach überstrecken Sie Ihr rechtes Handgelenk, so dass der Daumen nach außen, die Finger nach hinten zeigen. In dieser Position legen Sie die rechte Hand an den vorderen Rand einer möglichst harten Sitzfläche. Die gesamte Handfläche drückt fest auf den Untergrund, alle Finger sind gestreckt. Achten sie darauf, dass die Mittelgelenke der Finger festen Kontakt zur Unterlage haben. Jetzt führen sie den Oberkörper so weit nach hinten, bis sie ein Ziehen in der Beugeseite des Unterarms spüren. 7 Sekunden halten. Wiederholung auf der Gegenseite (Abb. 44).

Locker in den Tag starten: Das Bett als Trainingsgerät
Wenn man sich nach längerer Ruhigstellung – also etwa nach dem Nachtschlaf – wieder zu bewegen beginnt, tut das anfangs weh – Fachleute sprechen von »Initialschmerzen«. Besonders im fortgeschrittenen Alter kommen zur Muskelsteife am Morgen vielfach noch Wirbelsäulen- oder Gelenkarthrosen hinzu. Gegen-

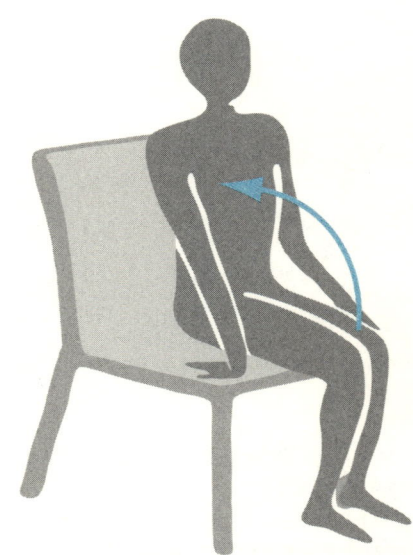

Abb. 44:   Dehnung der beugeseitigen Unterarm- und Handmuskulatur.

schwung-Stretching über einige Minuten zu Tagesbeginn bietet einen guten Start in den Tag, auf den Sie niemals verzichten sollten, egal, zu welcher Stunde der Wecker klingelt.

Im Liegen heben Sie bis zu 7 Mal durch Anspannung der unteren Rückenmuskeln das Becken einschließlich der Lendenwirbelsäule leicht an – dieser sogenannte »Rücken-Rodeo« wird uns noch als Sitzentlastung auf dem Stuhl begegnen. Danach ziehen Sie beide Knie so weit wie möglich an den Oberkörper, indem Sie sie mit den Unterarmen umfassen: das ist die Hocke im Liegen, die Sie 7 Sekunden lang halten. Wiederholen Sie 7 Mal den »Rücken-Rodeo«, danach machen Sie die halbe Hocke rechts durch Anziehen lediglich des rechten Knie zur Bauchwand, dann wieder 7 Mal »Rücken-Rodeo« und darauf die halbe Hocke links (Abb. 45).

Gehen Sie anschließend aus der Seitenlage in die Sitzposition am Bettrand über, indem der obere Arm den Oberkörper aufrichtet. Drehen Sie sich dann nach links, bis Sie nur noch auf der linken Gesäßhälfte sitzen. Das rechte Bein wird im Knie stark gebeugt, mit der rechten Hand greifen Sie den rechten Fußrücken und ziehen

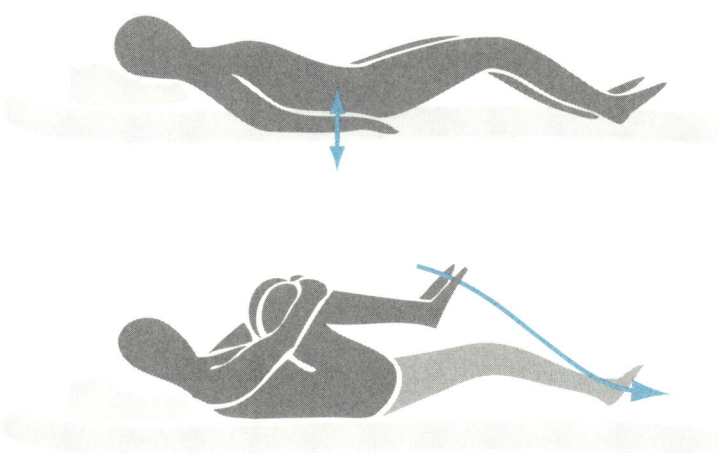

Abb. 45: Krafttraining der Rückenmuskulatur im Liegen, Dehnung des Rückens in der ganzen und in der einbeinigen halben Hocke.

das Bein maximal nach hinten – so kann sich das Hüftgelenk öffnen. 7 Sekunden halten, dann Wiederholung auf der Gegenseite (Abb. 46).

Immer noch auf dem Bettrand sitzend legen Sie das gestreckte rechte Bein nach rechts auf die Matratze, das linke Bein stützt Sie am Boden ab. Die linke Hand liegt auf dem linken Oberschenkel, die rechte Hand greift sich den rechten Fuß, der maximal gestreckt wird. Jetzt verlagern Sie den geraden Oberkörper leicht nach vorn. 7 Sekunden halten, Wiederholung auf der Gegenseite. Sie beenden diese Serie mit dem »Ellbogensitz« am Bettrand zur maximalen Druckentlastung der untersten Bandscheibe (siehe Abb. 46). Diese Wohltat für den Rücken können Sie mehrmals am Tag wiederholen.

Erst jetzt stehen Sie auf. Auf dem Weg ins Bad können Sie den »Lift in der Tür« üben: Sie stehen eine Armlänge entfernt mit dem Rücken vor dem Türrahmen. Legen Sie behutsam beide Handflächen in Schulterhöhe an die Innenflächen des Türrahmens und strecken Sie dabei intensiv alle Finger. Jetzt verstärken Sie die

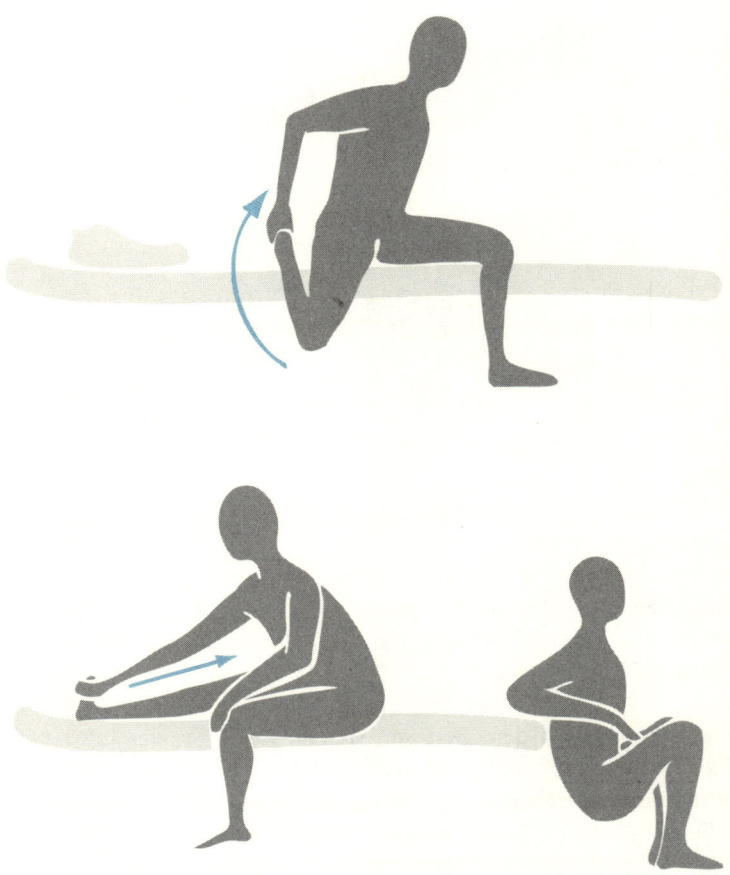

Abb. 46: Dehnung der Hüftbeuger und der Kniebeuger am Bettrand, Rückenentlastung durch den Ellbogensitz.

Dehnung der vorderseitigen Schultermuskulatur durch eine leichte Kniebeuge, die Sie jeden Tag tiefer einstellen, bis Sie schließlich die tiefe Entspannungshocke beschwerdefrei durchführen können. Wenn Sie fleißig üben, können Sie sich zur Dehnungsverstärkung nach vorn auf die Knie legen – neben einer verstärkten Schulterdehnung erleben Sie gleichzeitig eine Entspannung der Achillessehne und der Fußsohle einschließlich der Zehen. (Abb. 47)

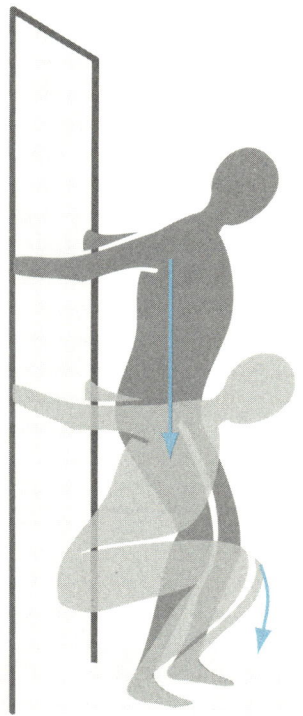

Abb. 47:   *Dehnung der vorderen Schultermuskulatur.*

Gegen Rückenstress: Die Wand als Trainingsgerät
Rückenstress durch langes Sitzen können Sie hervorragend schnell und direkt vor jeder Wand abbauen. Sie gehen vor einer Wand in die tiefe Hocke. Die Füße stehen parallel, das Gesäß schwebt kurz über dem Boden. Vor der Dehnung spannen Sie die untere Rückenmuskulatur 7 Sekunden isometrisch an – ein exzentrisches Krafttraining mit hoher Wirkung. Dazu gehen Sie leicht auf die Vorfüße und schieben gleichzeitig das Becken leicht nach vorn – der Rücken drückt nur noch mit den Schulterblättern gegen die Wand. Jetzt spannen Sie bewusst die untere Rückenmuskulatur sowie die Gesäßmuskeln einschließlich Beckenboden an. Danach wechseln Sie die Fußstellung auf die Fersen, umarmen mit beiden

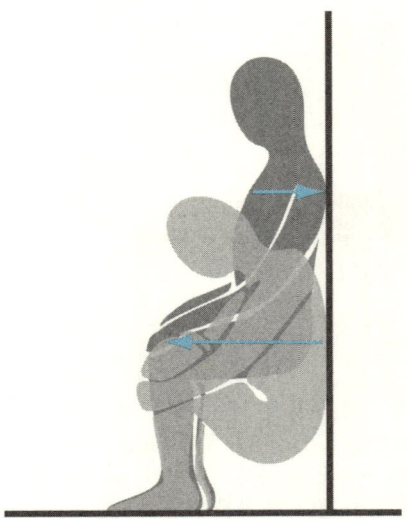

Abb. 48: Anspannung und Entspannung der unteren Rückenmuskulatur vor der Wand.

Unterarmen die Unterschenkel, kauern sich tief in Ihren Kokon und entspannen so den ganzen Rücken. 7 Sekunden halten (Abb. 48).

Erholungspause für die Beine: Die Treppe als Trainingsgerät
Mein zeitsparendes »Training im Vorübergehen« lässt sich, etwa bei Wartezeiten, optimal auf jeder Treppe oder auch auf der Rolltreppe im Kaufhaus durchführen, einmal zur Verbesserung der hochempfindlichen Achillessehne einschließlich der Wadenmuskeln, andererseits zur Elastizitätssteigerung der Kniebeugemuskeln, damit Sie raumgreifender ausschreiten können.

Auf einer Treppenstufe stehend stellen Sie den rechten Fuß auf die nächsttiefere Stufe. Das linke Knie ist gebeugt, der rechte Vorfuß steht auf dem Stufenrand. Jetzt senken Sie langsam die rechte Ferse nach unten – Sie spüren dabei ein deutliches Ziehen in der Achillessehne. 7 Sekunden halten, Wiederholung auf der Gegenseite (Abb. 49).

Sie legen das gestreckte linke Bein zwei Stufen nach oben. Zur Streckung des Fußes wird die Ferse fest gegen die Vertikale der

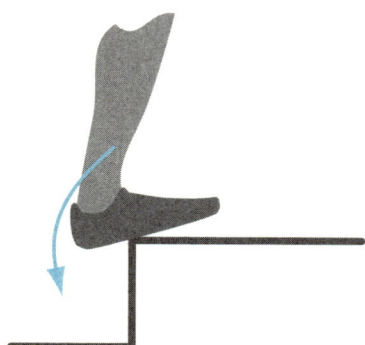

Abb. 49: Dehnung der Achillessehne auf einer Stufe.

nächsten Stufe gedrückt. Das linke Knie ist gestreckt, der rechte Fuß zeigt nach vorne. Beide Hände stützen den Oberkörper ab, der jetzt mit gerader Wirbelsäule nach vorne verlagert wird (Abb. 50).

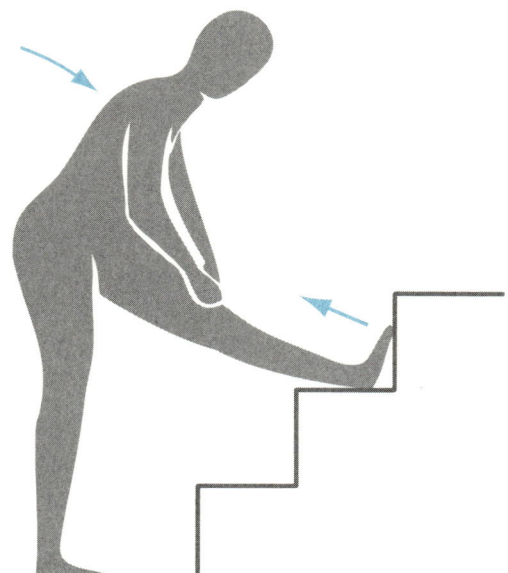

Abb. 50: Dehnung der Kniebeuger auf einer Treppe.

Gegen Autobahnstress: Das Auto als Trainingsgerät
Der Rücken ist schmerzhaft verspannt, die Finger verkrampfen durch den ständigen Faustschluss beim Halten des Lenkrades. Die Hüftgelenke sind permanent verriegelt und ein nachhaltiger rechter Spitzfuß zwickt als »Gaspedal-Syndrom« in den Waden. Dagegen möchte ich Ihnen drei Stretchingübungen ganz besonders ans Herz legen. Hierfür reicht eine einminütige Pause aus. Sie halten die einzelnen Dehnungspositionen 7 – 10 Sekunden. Wiederholen Sie die Übungen alle 2 Stunden.

Das Auto-Entspannungs-Trio im 2-Stunden-Rhythmus:

Rücken-Schulter-Entspannung
Bei geöffneter Autotür sitzen Sie seitlich auf dem Sitz, der Oberkörper hängt weit zwischen den gespreizten Beinen nach vorne durch, im Idealfall erreichen die Schultern die Kniegelenke. Die am Rücken verschränkten Arme werden zur Dehnungsverstärkung maximal nach oben geführt. Mindestens 7 Sekunden halten (Abb. 51).

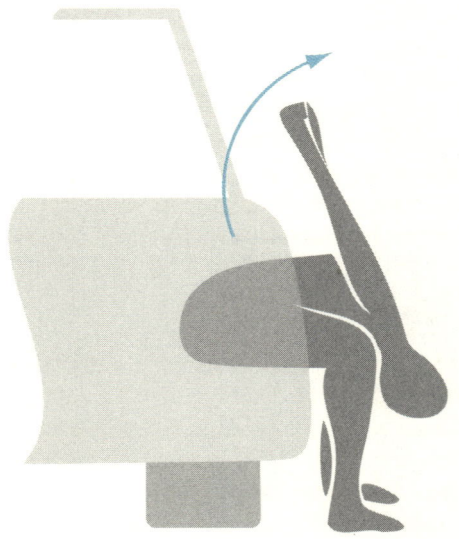

Abb. 51:   *Rücken- und Schulterdehnung im Sitzen.*

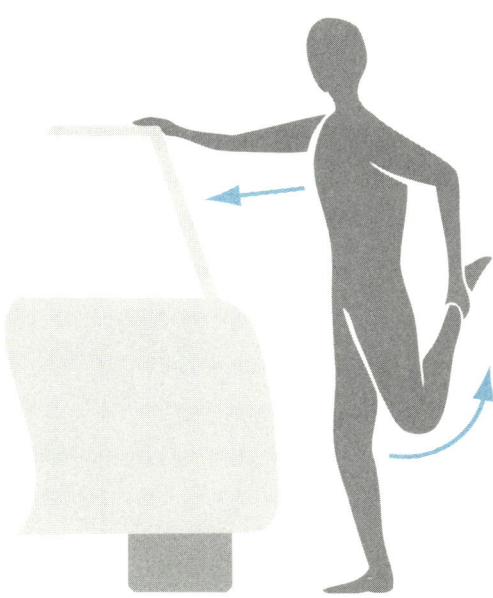

Abb. 52:   *Dehnung der Hüftbeuger bei gleichzeitiger Rückenentlastung im Stehen.*

Rücken-Hüftbeuger-Entspannung

Im Stehen halten Sie sich mit der rechten Hand am Auto fest. Sie stellen sich jetzt auf das rechte Bein, das rechte Knie leicht gebeugt, den Oberkörper vorgebeugt. Die linke Hand greift zum linken Fußrücken, zieht ihn nach hinten, das linke Knie ist extrem gebeugt, dabei strecken Sie optimal das Hüftgelenk und richten den Oberkörper auf. 7 Sekunden halten, Wiederholung auf der Gegenseite (Abb. 52).

Hand-Wadenmuskel-Fuß-Entspannung

Sie stehen im Ausfallschritt rechts seitlich vor dem Auto, das rechte hintere Knie ist gestreckt, die rechte Ferse fest am Boden, das vordere linke Knie ist annähernd 90° gebeugt. Am Seitenfenster stützen die gestreckten Arme den Oberkörper ab, die Hände nach außen gedreht, so dass die Finger nach unten weisen. Achten Sie darauf, dass die Finger total gestreckt auf der Fensterscheibe liegen. Zur Dehnungsverstärkung beugen Sie jetzt leicht

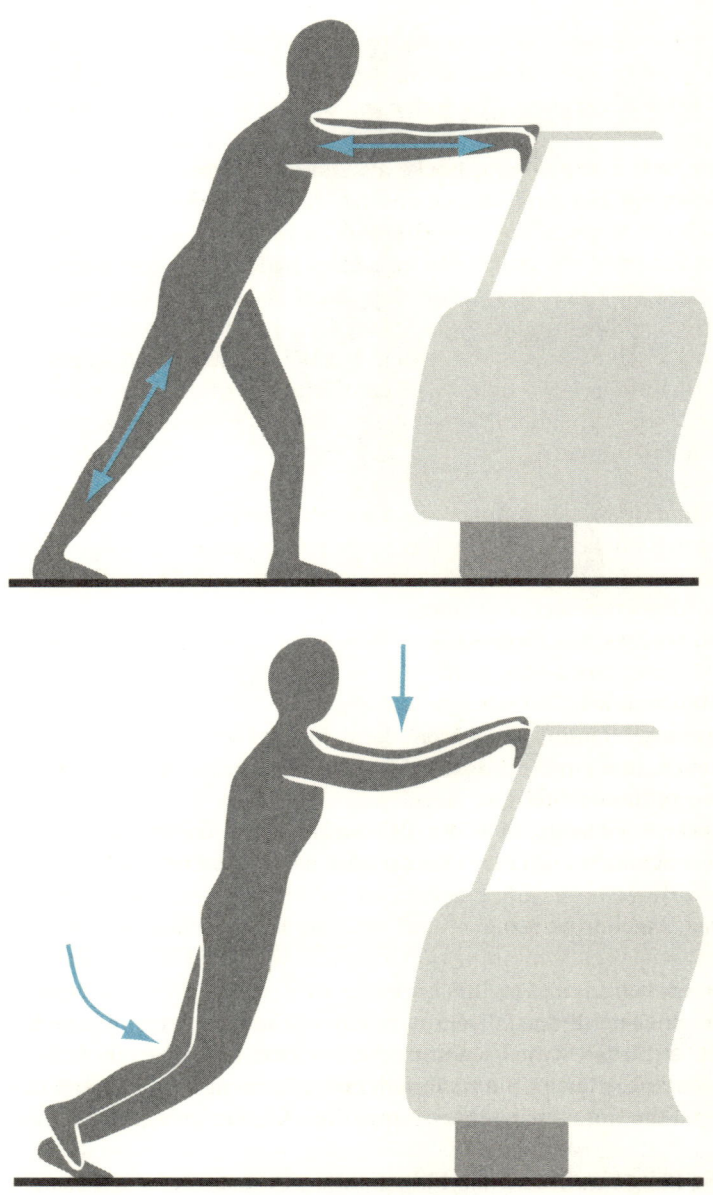

Abb. 53: *Dehnung der Waden und der Fingerbeuger im Stehen.*

die Ellbogengelenke und das rechte Knie, gleichzeitig legen Sie den linken Fuß auf das untere Drittel des rechten Unterschenkels. 7 Sekunden halten, Wiederholung auf der Gegenseite (Abb. 53).

Die tiefe Entspannungshocke als Energiespeicher

Bevor ein Tier zum Sprung ansetzt, duckt es sich. Ebenso verhält sich der Mensch, wenn er Hindernisse überwinden oder Rekorde im Springen wie im Laufen aufstellen will. In sich zusammengekauert sitzt der Sprinter in den Startblöcken und hält auf den ersten 50 Metern nach dem Start durch eine leicht geduckte Haltung noch Restenergien zurück. Mit der endgültigen Körperstreckung zündet er durch die Mobilisierung der Restreserven einen weiteren Turbo, um bis zum Zieleinlauf noch einmal beschleunigen zu können.

Schon im Stehen können wir die Hocke andeuten und gleichzeitig den Rücken entlasten. Das Sprechen, ja, sogar das Singen fällt uns leichter, weil durch die gebeugten Hüft- und Kniegelenke der Hüftlendenmuskel entspannt ist, so dass das Zwerchfell, als Antagonist des Hüftlendenmuskels, bei der Einatmung leichter in den Bauchraum eintreten kann.

Die erste Stufe der Hocke ergibt sich beim Stehen in flachen Schuhen mit leicht gebeugten Hüft- und Kniegelenken. Bei entlastetem Rücken fällt uns sogar das Sprechen und Singen leichter.

Die optimale Stellung des Beckens einschließlich der Wirbelsäule wird durch das Tragen von Schuhen mit einer Plateausohle weiter unterstützt (Abb. 54).

Das ungeborene Kind nimmt im Uterus eine Hockstellung ein, während sich seine inneren Organe ausbilden; Kleinkinder verlieren sich in der Spielhocke, in der sie Zeit und Raum vergessen. Bei Rückenschmerzen oder nach einer Blinddarmoperation flüchten auch die Erwachsenen in die Hockstellung. Jeder kennt die spontane Erleichterung, die sich einstellt, wenn man im Bett liegend die Knie anzieht (siehe auch Abb. 55, Stufenlagerung).

Die hängende Hocke als Ellbogensitz vor dem Stuhl, wie ich sie Ihnen im Abschnitt »Das Bett als Trainingsgerät« bereits vorge-

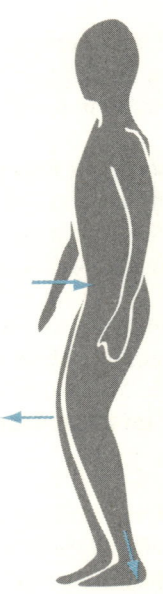

Abb. 54: Rückenentlastendes Stehen mit leicht gebeugten Kniegelenken.

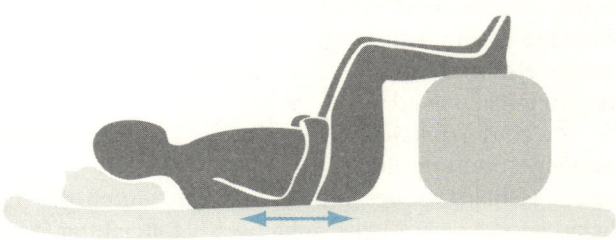

Abb. 55: Typische Stufenlagerung im Liegen.

stellt habe, ist eine weitere Patentlösung gegen Rückenschmerzen durch langes Sitzen. Dazu muss man wissen, dass der Druck in der untersten Bandscheibe im Sitzen und Stehen bis auf 120 Kilogramm ansteigen kann, wogegen er im Ellbogensitz gegen 0 tendiert (Abb. 56).

Die zweite Stufe der Hocke ist die Stufenlagerung als »Sofortmaßnahme« gegen Bauch- und Rückenschmerzen.

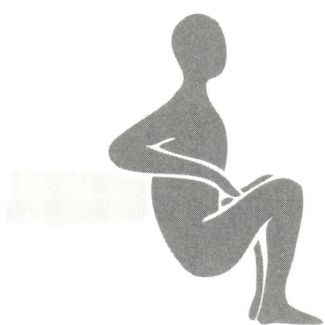

Abb. 56:   Maximale Rückenentlastung durch den Ellbogensitz.

Gehen Sie vor dem Stuhl, vor Ihrem Sessel bei der »Tagesschau« oder morgens vor Ihrer Matratze in die tiefe Hocke und stützen mit den Ellbogengelenken, mit nach unten gedrehten Handrücken, den Oberkörper auf der

In der dritten Stufe erfolgt die hängende Hocke gegen den Rückenschmerz bei langem Sitzen durch die Druckminimierung im Rücken von 120 Kilogramm auf 0.

Sitzfläche ab. Das Gesäß schwebt kurz über dem Boden. Sie beginnen mit 7 Sekunden, steigern sich Sekunde um Sekunde und wiederholen diese hängende Hocke immer wieder. Ihr Rücken wird es Ihnen danken (Abb. 56).

Der Ellbogensitz ist der ideale Ausgangspunkt zum Erlernen der natürlichen Entspannungshocke, wie sie von Naturvölkern ein Leben lang praktiziert wird. In der hinteren Armhaltung wechseln Sie von den Ellbogen auf die Handflächen. Dabei können die Finger wechselweise nach hinten oder nach vorne zeigen. Jetzt strecken Sie mehr und mehr die Arme in den Ellbogen, dabei verlagert sich der Oberkörper nach vorn. Sie dehnen gleichzei

In der vierten Stufe erlernen Sie über den Ellbogensitz die tiefe, natürliche Entspannungshocke, die Sie jederzeit gegen Rückenschmerzen und Wadenkrämpfe im Stressalltag nutzen können.

tig die untere Rückenmuskulatur einschließlich der Waden und Achillessehnen und auch die vordere Schultermuskulatur. Sobald deren Elastizität sich verbessert hat, können Sie, ohne nach hin

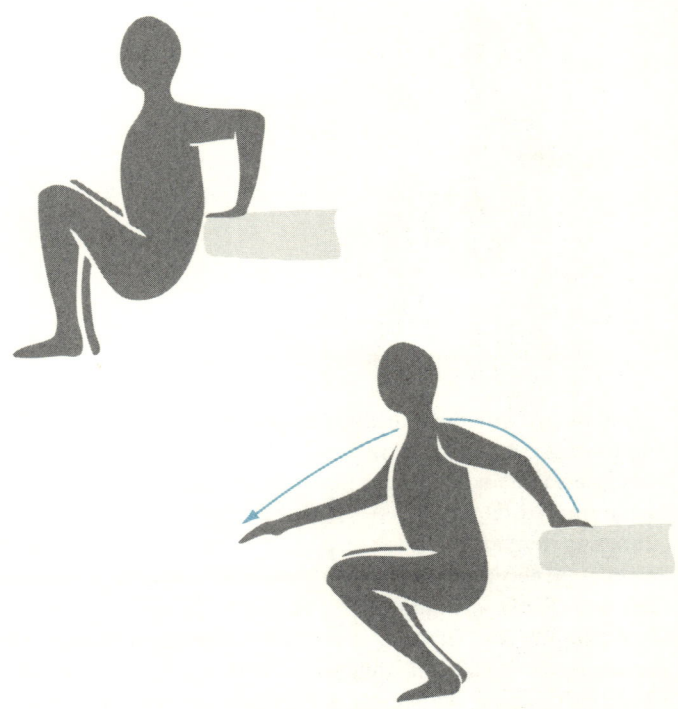

Abb. 57: Vorverlagerung des Oberkörpers mit gestreckten Armen aus dem Ellbogensitz heraus.

ten zu fallen, zuerst einen Arm, schließlich auch den zweiten nach vorne vor den Körper nehmen. Dabei liegen beide Oberarme auf den Kniegelenken. Glückwunsch: Sie haben es geschafft! Sie verfügen nun wieder über das Energiepotenzial der natürlichen Entspannungshocke, die Sie im Stressalltag jederzeit gegen Rückenschmerzen und Wadenkrämpfen nutzen können (Abb. 57).

Stretching total: Das perfekte Antistress-Ritual

Die tiefe Entspannungshocke ist für Sie in Zukunft das optimale Antistress-Ritual gegen jeglichen Rückenschmerz, immer und überall verfügbar. Schon nach kurzer Zeit werden Sie diese Übung, bei der Sie sich vor der hektischen Außenwelt wie in einen schützenden Kokon zurückziehen, nicht mehr missen wollen.

Die tiefe Entspannungshocke ist ausbaufähig, so dass Schritt für Schritt neben den Rückenmuskeln gleichzeitig die Waden, die Achillessehnen, die Fußsohlen mit den Zehen, aber auch die Unterarm- und Fingerbeuger mit erfasst werden.

Aus der tiefen Hocke heraus halten Sie die Arme gestreckt nach vorne und drehen die Handflächen nach vorne, so dass die Daumen nach außen weisen. Jetzt verlagern Sie den Oberkörper ganz allmählich nach vorn, dabei heben Sie die Fersen ab. Gleichzeitig legen Sie die Fingerspitzen auf den Boden und rollen weiter nach vorn, bis die gesamten Handflächen am Boden liegen. Alle Zehen sind jetzt maximal überstreckt. Stretching total schließlich ist angesagt, wenn Sie die Knie nach vorn auf die Handrücken legen.

Sie perfektionieren diese Übung durch die mehrmalige Gewichtsverlagerung zwischen Hand und Fuß.

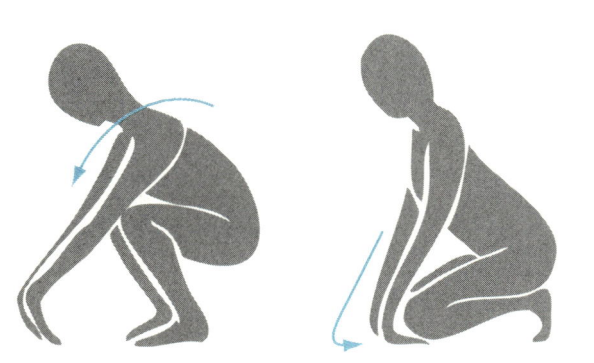

Abb. 58: *Dehnung des Rückens, der Fingerbeuger, der Waden, der Achillessehnen und der Zehenbeuger in der tiefen Hocke.*

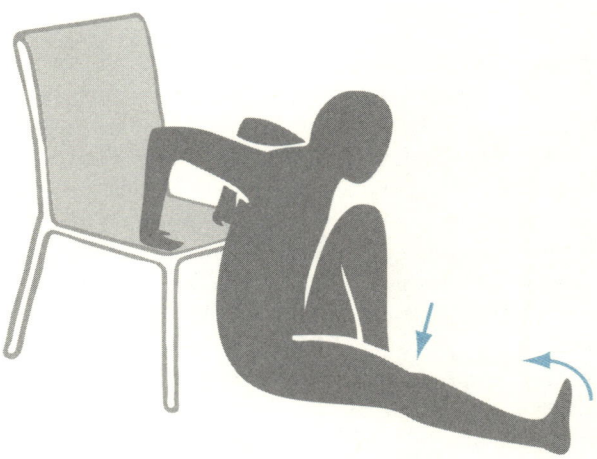

Abb. 59: *Dehnung der Kniebeuger aus dem Ellbogensitz heraus.*

Als Variation des Ellbogensitzes möchte ich Ihnen die gleichzeitige Dehnung der häufig verkürzten Kniebeugemuskulatur ans Herz legen. Dazu stützen Sie den Oberkörper nicht mit den Ellbogen, sondern nach hinten mit beiden Händen ab. Jetzt strecken Sie zur Dehnung der Kniebeugemuskeln das rechte Bein, Sie legen die Ferse mit bewusst angezogenem Fuß auf den Boden. Zur Dehnungsverstärkung strecken Sie die Ellbogengelenke, dadurch verlagert sich der Oberkörper nach vorn. Im Idealfall legen Sie Ihr Kinn auf das maximal gebeugt linke Knie. Wiederholung auf der Gegenseite (Abb. 59).

Die tiefe Hocke können Sie aber auch mit viel Gewinn zur Entspannung im Liegen nutzen, indem Sie mit beiden Unterarmen die Kniegelenke mit den Unterschenkeln intensiv an den Körper heranziehen, wie im Abschnitt über das Bett als Trainingsgerät bereits vorgestellt. Ähnlich können Sie auch aus dem Stand vor einer Wand vorgehen: Ihr Rücken stützt sich an der Wand ab, das Becken schwebt kurz über dem Boden, die Füße stehen an-

In einer fünften Stufe nutzen Sie zur Rückenentlastung die tiefe Entspannungshocke im Bett, vor einer Wand und als halbe sowie ganze Hocke beim Sitzen auf dem Stuhl.

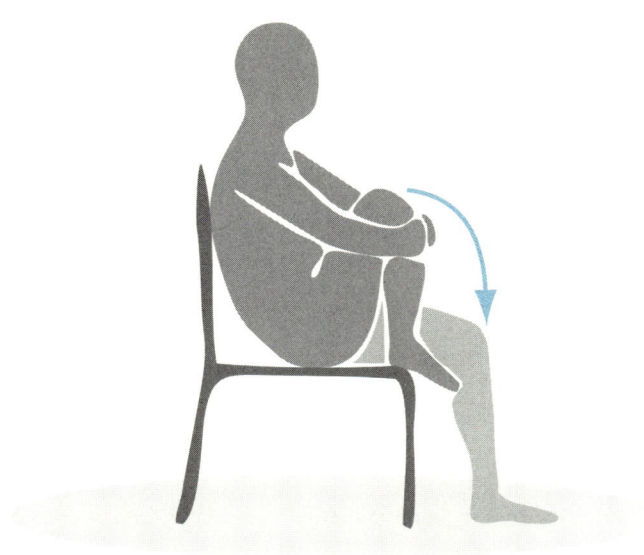

Abb. 60: Rückenentlastung durch die ein- und zweibeinige Hocke als Sitzvariation auf einem Stuhl.

nähernd hüftbreit parallel am Boden und die Kniegelenke sind meniskusentlastend nach vorn ausgerichtet. Beide Unterarme ziehen die Unterschenkel einschließlich der Knie maximal an den Körper heran. Diese Variation des Sitzens bietet sich auch auf dem Stuhl an. Dabei »umarmen« Sie zunächst einen, später auch beide Unterschenkel, selbstverständlich ohne Schuhe (Abb. 48 u. 60).

Die tiefe Entspannungshocke kann man auch als Partnerübung durchführen: Man gibt sich die Hände oder krallt die Finger in die des anderen; dann begeben sich beide mit durchgestreckten Armen gemeinsam in die tiefe Hocke. Die Füße stehen dabei parallel, die Fersen bleiben fest am Boden, die Knie sind frontal ausgerichtet. Achten Sie darauf, die Arme gestreckt zu halten.

In der sechsten Stufe nutzen Sie die »Freundschafts-Hocke«. Dabei halten Sie sich an den gestreckten Armen Ihres Partners fest und dehnen Rücken und Achillessehnen.

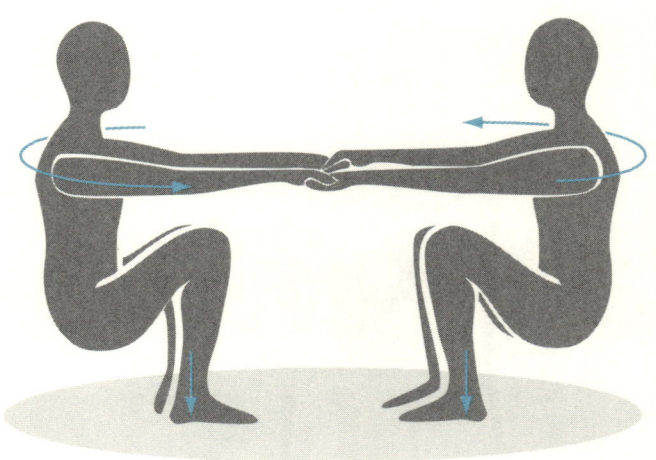

Abb. 61: Dehnung der geraden und schrägen Rückenmuskeln durch Partnerstretching.

Anschließend schaukeln Sie leicht vor und zurück. Dabei versuchen Sie, im Rückschwung die Zehen vom Boden abzuheben. Danach erfolgt der schräge Zug von einer Armseite zur anderen – dabei drehen Sie den Oberkörper in der Brustwirbelsäule, so dass auch die schrägen, kurzen Rückenmuskeln gedehnt werden.

Spiralkinetik-Stretching – der Alleskönner gegen Rückenschmerzen, speziell gegen Ischiasschmerzen
Bei der tiefen Entspannungshocke in frontaler Ausrichtung werden vor allem die geraden Rückenmuskeln gedehnt. Dreht man den Körper leicht um die eigene Achse, werden besonders die schrägen Rückenmuskeln entspannt: das ist Spiralkinetik-Stretching. Dieses Spezial-Stretching erfasst auch die Gesäßmuskeln, die auf Rotation angelegt sind, angeführt von einem birnenförmigen Muskel (M. piriformis), der zur Verkürzung neigt und dessen Stressspannung als »Ischiasschmerz« nahezu jedem vertraut ist.
Zuerst die leichtere Übung im Liegen:
In Rückenlage ziehen Sie die gebeugten Knie an den Körper. Dann schlagen Sie das rechte Bein über das linke, so dass der rechte

Oberschenkel über dem linken liegt. Mit beiden Unterarmen ziehen Sie Ihre Knie maximal an den Körper heran. 7 Sekunden halten, Wiederholung auf der Gegenseite.

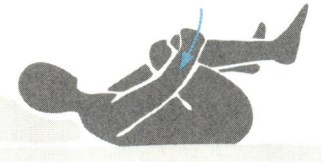

Abb. 62: Spiralkinetisches Stretching der Rücken- und Gesäßmuskulatur im Liegen.

Etwas schwieriger wird das Ganze jetzt vor einer Wand: Sie gehen an der Wand in die tiefe Hocke. Die Füße stehen parallel, das Becken schwebt kurz über dem Boden. Jetzt schlagen Sie das rechte Bein über das linke. Mit beiden Unterarmen ziehen Sie die Unterschenkel stark an den Körper heran und spüren wiederum ein Ziehen in der rechten Gesäßseite bis in den Rücken. 7 Sekunden halten, Wiederholung auf der Gegenseite.

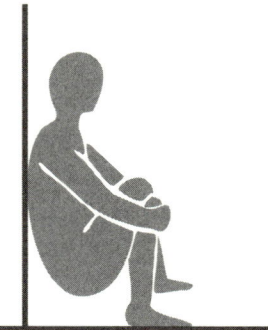

Abb. 63: Spiralkinetisches Stretching der Rücken- und Gesäßmuskeln vor einer Wand.

Antagonistentraining als gezielte Kraftverstärkung

All unsere Gelenke sind zur Aufrechterhaltung ihrer Funktionen auf das Gleichgewicht der Kräfte angewiesen, also auf eine ausgeglichene Balance der Muskeln, die an der Beuge- und Streckseite der Gelenke gegensätzliche Funktionen erfüllen. Die »Synergisten« in ihrer betonten Frontorientierung sind vorwiegend Beugevorgängen zugeordnet, während die »Antagonisten« an den Streckseiten ihnen entgegenwirken. Im Anpassungsprozess des Menschen an die Technik sind jedoch diese streckseitigen Antagonisten sträflich vernachlässigt worden, mit dem Ergebnis einer nachhaltigen Schwächung. Will man nun die Balance in einem Gelenkabschnitt wiederherstellen, so muss man zweigleisig vorgehen. Zum einen sind die verkürzten Muskeln zu dehnen, wie wir das beim Gegenschwung-Stretching getan haben, zum anderen ist ein gezieltes Training der Antagonisten erforderlich, damit die abgeschwächten muskulären Kräfte an der Gegenseite verstärkt werden.

Gelenkabschnitte, in denen die Muskeln häufig geschwächt sind, so dass ein gezieltes Antagonistentraining angezeigt ist, sind:

- Nacken- und große Teile der Rückenmuskulatur.
- Streckseiten der Hände, Unter-/Oberarme.
- Bauch- und Gesäßmuskulatur.
- Streck- und Vorderseite der Unterschenkel/Füße.

Es soll an dieser Stelle nicht verschwiegen werden, dass Krafttraining bei den meisten Menschen nicht die reine Freude aufkommen lässt, was durchaus verständlich ist: Stretching und musikgesteuertes Tanzjogging sind entspannter. Im Folgenden erhalten Sie Anregungen für ein betont

In jeder Kleidung werden Stühle, Wände, Fußböden, Autositze und auf jeder Bahnreise Ihr bequemer ICE-Sessel zu Ihrem Fitnessgerät.

kurzweiliges, leicht umsetzbares Krafttraining unter Berücksichtigung unserer vernachlässigten Antagonisten.

Zuvor noch ein paar grundlegende Informationen, wie Sie im Einzelnen vorgehen: Sie können einen Muskel dynamisch verstärken, indem sie ihn mindestens 7 Mal gegen Widerstand an-spannen/entspannen. Dem steht das isometrische Training ge-genüber, bei dem der Muskel über mindestens 7 Sekunden gegen Widerstand angespannt wird, ohne sich dabei zu bewegen.

- Dynamisches Krafttraining ist die mindestens 7-malige An-spannung/Entspannung gegen Widerstand.
- Isometrisches Krafttraining ist die mindestens 7 Sekunden dau-ernde Anspannung gegen Widerstand.

Am besten wählen Sie für eine Trainingseinheit zur Stärkung eines Muskels 3–5 Übungsteile (Sets). Bei genügend Zeit können Sie die Übungsteile gut mit einer Dehnungseinheit abschließen (siehe Seite 127–151, bes. Seite 147, 150 f.).

Antagonistentraining Nacken-Rücken
Zur Kräftigung des Rückens sowie des Beckenbodens empfehle ich Ihnen den »Rücken-Rodeo«, den Sie auf jedem Stuhl und bei jeder Gelegenheit durchführen können. Sie kennen ihn bereits von der Bettgymnastik im Liegen. Sie sitzen auf einem Stuhl und halten mit Rücken und Schultern festen Kontakt zur Lehne. Dann spannen Sie die Rücken- und Gesäßmuskulatur sowie den Be-

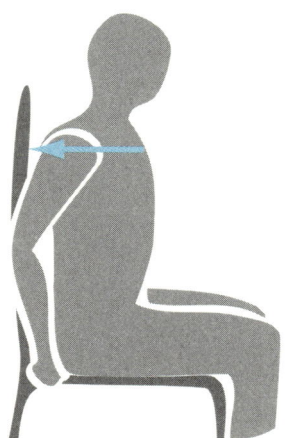

Abb. 64:   Krafttraining für den Rücken auf dem Stuhl durch den »Rückenrodeo«.

ckenboden an und deuten ein Hohlkreuz an, d. h. Sie schieben die Lendenwirbelsäule leicht nach vorn (Lordose). Sie lassen die Spannung sofort wieder los, spannen danach erneut an und wiederholen diese Übung mindestens 7 Mal bei 3 – 5 Durchgängen (Sets) (Abb. 64). Diese spezielle Art des dynamischen Sitzens kräftigt die Rücken- und Beckenbodenmuskulatur. Sie hat sich übrigens auch auf Reisen vielfach bewährt. Hier ein paar Tipps, wie Sie im Zug oder Auto unauffällig den »Rücken-Rodeo« praktizieren können:

- Bei Zugreisen nutzen Sie jeden Halt auf einem Bahnhof für Ihren »Rücken-Rodeo«, denn durch den Blick auf den Bahnsteig sind Ihre Mitreisenden abgelenkt. (Übrigens: Wenn es an Ihrem Platz zieht, wärmt der »Rücken-Rodeo« Sie von innen.)
- Taucht der Zug in einen Tunnel, begegnen Sie der Dunkelheit mit Ihrem »Rodeoritt«.
- Jede rote Ampel kann Signal für ein kurzes Rückentraining sein … die Ampel wird dann auch viel schneller wieder grün.
- Auf langen Autofahrten genießen Sie zur Abkürzung von Staus den »Rücken-Rodeo« zu Musik.
- Ein Wunsch an die Autoindustrie wären Sitze mit einer auf Bewegung ausgerichteten Rückenlehne, so dass in kurzen Pausen ein wirksames Widerstandstraining der Rückenmuskeln über den »Rücken-Rodeo« ermöglicht wird.

Einen Großteil seiner Zeit verbringt der Mensch im Auto. In dieser Zeit »hängt« er nur noch in den Bändern der Wirbelsäule. Die Bandscheiben stehen unter Dauerdruck, sie leiden unter der fehlenden Pumparbeit der Rückenmuskeln. Sie entlasten Ihren Rücken spürbar, wenn Sie den »Rücken-Rodeo« im Auto zu einem festen Ritual werden lassen und bei jeder Gelegenheit praktizieren. Geben Sie besonders dem rechten »Gaspedal-Fuß« in seiner chronischen Spitzfußstellung die Chance zur entlastenden Gegenbewegung. Sobald der Wagen nach einer Beschleunigungsphase ausrollt, heben Sie zur Rückenentlastung in schneller Folge 4 – 5 Mal beide Vorfüße an und drücken die Fersen auf den

Boden. Danach kommt das Gaspedal wieder zu seinem Recht, Sie geben Gas, gehen besonders mit dem rechten Fuß in die übliche Spitzfußhaltung, dabei spannen Sie automatisch die unteren Rückenmuskeln an – eine Anspannung, die Sie bewusst noch verstärken können.

Der »Rücken-Rodeo« lässt sich auf diese Weise ganzkörperlich »tanzen«, indem Sie beide Füße mit einbeziehen. Sie entspannen den Rücken beim Hochziehen der Vorfüße, dabei drücken Sie die Fersen fest auf den Boden und deuten durch Vorbeugen des Oberkörpers die Entspannungshocke an. Danach drücken Sie die Vorfüße auf den Boden, dabei spannen Sie die untere Rückenmuskulatur einschließlich Beckenboden an. Den Oberkörper richten Sie hierbei wieder auf.

Im »Rücken-Rodeo« gegen den Stress des Sitzens

Wir starten mit diesem »Rücken-Rodeo« auf dem Stuhl, auf dem Sie sitzen, wenn er stabil ist und keine Rollen hat. Sie schieben mit Rückenkraft durch Druck gegen die Lehne den Stuhl nach hinten, dabei heben sich die vorderen Stuhlbeine wenige Zentimeter vom Boden ab. Gleichzeitig pressen Sie die Vorfüße auf den

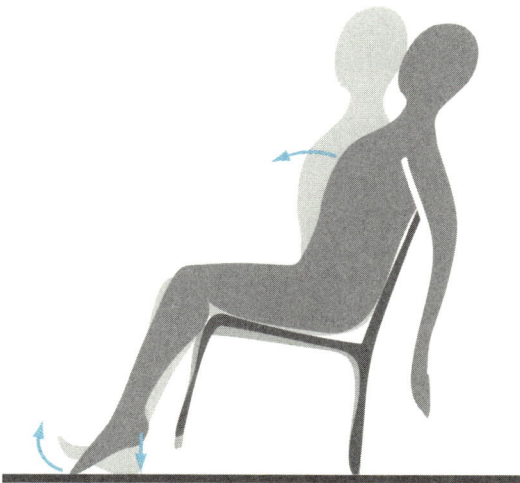

Abb. 65: Abheben der vorderen Stuhlbeine durch Rückenkraft im Wechselspiel der Füße zwischen Spitze und Hacke.

Boden und heben die Fersen an. Danach schwingen Sie den Körper leicht nach vorn, ohne dass die vorderen Stuhlbeine den Boden berühren, die Füße wechseln auf Fersendruck, die Vorfüße sind angehoben. 7 Mal wechseln, dann Pause, 3 – 5 Sets.

Vom „Rücken-Rodeo" zum „Rücken-Duett"

Zur Vervollständigung des Krafttrainings erweitern wir den »Rücken-Rodeo« zum »Rücken-Duett«: In kurzen Pausen dient uns jede freie Wand als Trainingsgerät. Zwei neue Übungsteile stehen auf dem Programm, die speziell den Nacken, die Schulterblattregion sowie den restlichen Rücken stärken.

»Rücken-Duett«, leichte Variante

Im Fersenstand mit angehobenen Vorfüßen stehen sie vor einer Wand; die Füße sind ca. 30 Zentimeter von der Wand entfernt. Jetzt heben Sie Schulterblätter sowie das Becken von der Wand ab, so dass nur noch der Hinterkopf den Körper an der Wand abstützt. Legen sie gleichzeitig beide Hände an die Schläfen und beugen Sie das Kinn nach unten, damit Sie Ihren Nacken nicht überstrecken. Sie bewegen 7 Mal den Körper mit der Kraft Ihres Rückens vor und zurück. Danach stützen Sie sich seitlich mit den Ellbogengelenken in Schulterhöhe an der Wand ab, so dass Kopf, Schultergelenke und Becken keinen Wandkontakt mehr haben. 7 Mal drücken Sie jetzt den Körper mit der Kraft der Arme und des Rückens vor- und rückwärts. Jeder Übungsteil (Set) besteht aus 7 Wiederholungen, ratsam sind 3 – 5 Sets (Abb. 66).

Dieses Krafttraining können Sie besonders gelenkschonend isometrisch durchführen, indem Sie die Spannung 7 Sekunden halten, ohne sich jedoch zu bewegen, was besonders im Falle einer Wirbelsäulenarthrose ratsam ist.

»Rücken-Duett«, Variante für Fortgeschrittene

Beim kopfgestützten »Rücken-Duett« gehen Sie mit dem Rücken zur Wand in die tiefe Hockstellung; beide Füße stehen parallel und mit betontem Fersenkontakt am Boden. Ihr Becken hängt kurz über dem Boden, die Hände liegen seitlich an den Schläfen. Mit dem Hinterkopf drücken Sie sich kräftig von der Wand ab,

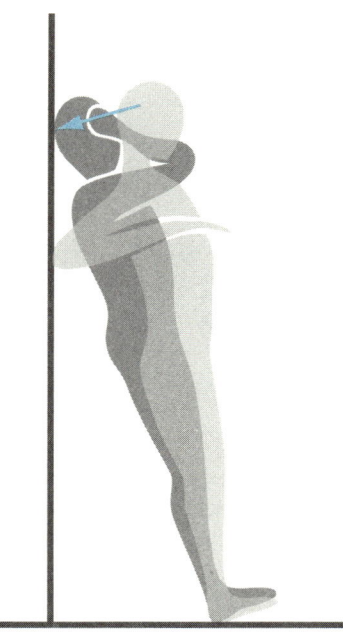

Abb. 66: Kopfwippe und Ellbogenwippe im Hackenstand fußbreit vor einer Wand.

dabei lösen Sie die Schulterblätter von der Wand und kippen das Becken nach vorn, indem Sie ein leichtes Hohlkreuz machen. In dieser Position hält nur noch der Hinterkopf Kontakt zur Wand und der Körper wippt vor und zurück. 7 Wiederholungen.

Danach folgt das ellbogengestützte »Rücken-Duett«. Sie bleiben weiter in der tiefen Hockstellung vor der Wand. Jetzt stützen Sie den Oberkörper mit den stark gebeugten Ellbogengelenken an der Wand ab. Arme und Oberkörper bilden dabei einen rechten Winkel. Ihren Hinterkopf, die gesamte Wirbelsäule sowie das Becken haben sie von der Wand gelöst. Über eine Zug-Ruderbewegung der Arme drücken sie den Körper maximal nach vorn, dabei spreizen sie weit die Finger. 3 – 5 Sets à 7 Wiederholungen. Denken Sie auch hier wieder daran: isometrisch durchgeführt ist diese Übung besonders gelenkschonend.

Dieses erste Doppel-Set beenden sie mit 7 Sekunden Dehnung der unteren Rückenmuskulatur. Sie umfassen in tiefer Hocke an

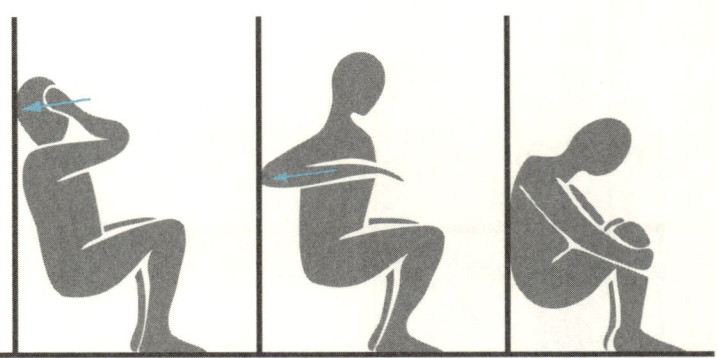

Abb. 67: Kopfwippe und Ellbogenwippe in tiefer Hocke vor einer Wand. Rückendehnung durch maximale Umarmung beider Unterschenkel in tiefer Hocke.

der Wand mit beiden Unterarmen die Kniegelenke, die Sie maximal an die Schultergelenke heranziehen. Der Kopf wird nach vorn verlagert. Sie können die Dehnung verstärken, indem Sie Ihre Zehen vom Boden wegstrecken und gleichzeitig die Waden anspannen (Abb. 67).

»Rücken-Duett« für Könner

Sie liegen am Boden, die Kniegelenke sind gebeugt; mit den Fersen stützen Sie die Beine ab. Die gebeugten Ellbogengelenke stützen Sie seitlich vom Körper am Boden ab. Durch die Kraft der Arme sowie des Rückens drücken Sie die gesamte Wirbelsäule maximal vom Boden weg; das Gesäß bleibt dabei am Boden. Jeweils 7 Wiederholungen, 3 – 5 Sets (Abb. 68).

Zur Steigerung der Übung heben Sie im nächsten Durchgang das Becken mit dem Oberkörper vom Boden ab. Der Bewegungsimpuls erfolgt nach oben und in Richtung der Beine.

Simultanes Antagonistentraining der Rücken- und Bauchmuskulatur einschließlich Beckenboden

Das »Rücken-Duett« wird zum simultanen Antagonistentraining, wenn Sie wechselweise die Rücken- und die Bauchmuskeln ansprechen. Zunächst noch ein Wort zu den wenig beliebten Bauchtrainings in unterschiedlichen Crunch-Variationen, bei denen in Rückenlage der Oberkörper angehoben wird. Rücken-

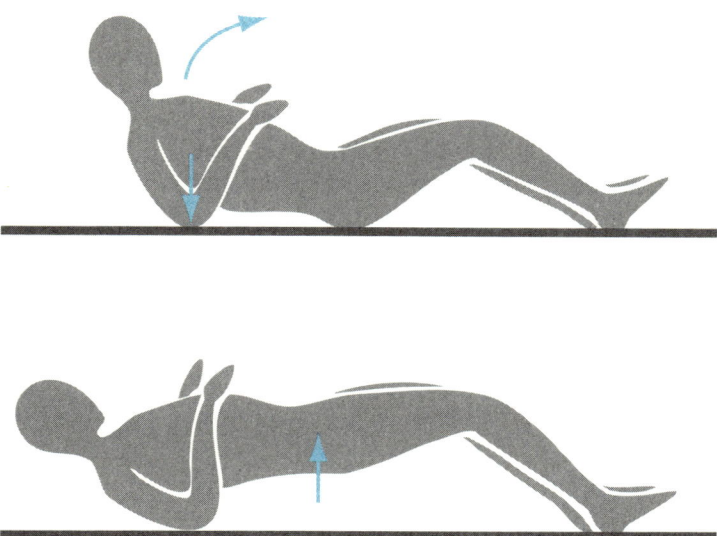

Abb. 68: Seitlicher Ellbogendruck am Boden mit Anheben des Oberkörpers oder – intensiver – Anheben auch des Beckens.

schmerzen sind häufig die Folge, bedingt durch Hüftlendenmuskel-Stress. Wir gehen darum zur Verstärkung der Bauchmuskeln und des Beckenbodens den umgekehrten Weg, indem wir die Muskeln exzentrisch unter Längenerweiterung anspannen. Sie wissen bereits, dass exzentrisches Krafttraining sehr wirksam und der Anspannung unter Verkürzung (konzentrisch) eindeutig überlegen ist.

Sie liegen dazu auf dem Rücken, die Kniegelenke gebeugt, die Vorfüße angehoben, so dass die Fersen gegen den Boden drücken. Die gebeugten Ellbogen stützen Sie seitwärts ab und drücken den Oberkörper maximal aufwärts, dabei bleibt das Becken am Boden. 7 Wiederholungen oder 7 Sekunden halten, ohne sich zu bewegen. Fortgeschrittene können den ganzen Körper einschließlich Becken vom Boden abheben.

Danach richten Sie sich auf, drücken die Fersen fest auf den Boden, die Hüftgelenke sind annähernd 90° gebeugt. Die Arme sind vor dem Körper verschränkt. Jetzt verlagern Sie den Ober-

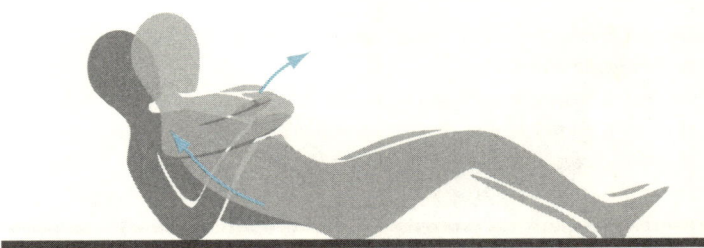

Abb. 69: Rückentraining und exzentrisches Bauchmuskeltraining liegend am Boden.

körper unter Öffnung der Hüftgelenke weit nach hinten, Sie spannen dabei bewusst die Bauch-Gesäß-Beckenboden-Muskeln an. Atmen Sie dabei regelmäßig weiter. Dynamisch mit 7 Wiederholungen oder isometrisch mit 7 Sekunden haltender Anspannung.

Eine besondere Bitte an alle Leserinnen: Machen Sie diese Übung zu Ihrem persönlichen Ritual, das Sie täglich zelebrieren. Sie richten dadurch Ihre Figur auf und kräftigen gleichzeitig den Beckenboden (Abb. 69).

Die hochwirksame Kräftigung der Muskulatur durch das »Rücken-Duett« konnte inzwischen durch Elektromyelographie (EMG)-Untersuchungen bestätigt werden. Das »Rücken-Duett« hat sich im Vergleich zu »klassischen« Krafttrainings der Rückenmuskulatur als wirksamer erwiesen.

Das »Rücken-Duett« ist ein hochwirksames Krafttraining, das nahezu überall durchgeführt werden kann. Es stärkt den gesamten Rücken und nimmt Ihnen, in Verbindung mit Stretching, den Schmerz.

Neben dem breiten Rückenmuskel (M. latissimus dorsi) werden bei dieser Übung so wichtige Muskeln angesprochen wie der Kapuzenmuskel (M. trapezius), der Rautenmuskel (M. rhomboidei), der Deltamuskel (M. deltoideus) und der gerade Rückenstrecker (M. erektor spinae) in Höhe der Brust- und Lendenwirbelsäule.

**Gönnen Sie sich jede Treppe, aber mit Geduld:
pro Sekunde eine Stufe**

Zur Aufrichtung unseres Körpers ist ein weiteres großes Muskelpaket von Bedeutung: In ihrer Position an der Rückseite des Beckens stützen die Gesäßmuskeln nicht nur den Beckenboden, sondern bauen auch die Wirbelsäule auf. Die Gesäßmuskeln sind unsere »Treppensteigermuskeln«. Folgerichtig kann jede Treppenstufe in unser Fitnesstraining einbezogen werden – wenn wir sie denn in Angriff nehmen. Bitte vergessen Sie nicht: immer schön langsam trepp- oder bergauf, pro Sekunde eine Stufe bei konsequenter Nasenatmung, so dass Sie die sauerstoffreiche Trainingszone nicht verlassen. Achten Sie auf diese Atemtechnik besonders auch beim Bergwandern (vgl. Seite 98). Eine lange Verweildauer des Fußes am Boden erreichen Sie, indem der Fuß gleichmäßig über Ferse und Vorfuß abrollt. So sind Sie standsicherer und nutzen die Muskelkraft der Beine besser aus.

> Treppensteigen mit langer Verweildauer des Fußes am Boden ist ein hervorragendes Beckenbodentraining; das die Wirbelsäule aufrichtet. Im aeroben Bereich bewirkt es durch die Verbesserung der allgemeinen Ausdauerleistung in Verbindung mit Kraftausdauer eine exzellente Herz-Kreislauf-Prävention.

Für das Krafttraining der oberen Extremitäten sind Sie inzwischen durch das Tanzjogging auf dem Minitrampolin bestens gerüstet. Dafür sorgen allein schon die 2 x 1 Kilogramm-Handgewichte mit Schlaufen, die ein ideales simultanes Antagonistentraining der Arme und des Rückens ermöglichen (siehe Seite 89 ff.). Hiervon profitieren speziell die Streckmuskeln der Hände und der Arme einschließlich der Schultern. Mit zwei weiteren Übungen können Sie die Armstreckermuskeln zusätzlich stärken: Zum einen mit dem »Liegestütz rückwärts« in Verbindung mit dem Ellbogensitz (Abb. 70), zum anderen mit dem »Bürogummi-Expander« zur Verstärkung der Fingerstrecker. Bürogummis sind die kleinsten »Fitness-Geräte der Welt«, bekannt geworden durch das spezielle Fingertraining spanischer Gitarristen. Legen Sie um jeden Finger eine kreisförmige Gummischlinge, danach strecken und spreizen Sie alle Finger gegen den Zug des Gummis. 7 Wiederholungen, 3 – 5 Übungseinheiten (Abb. 70).

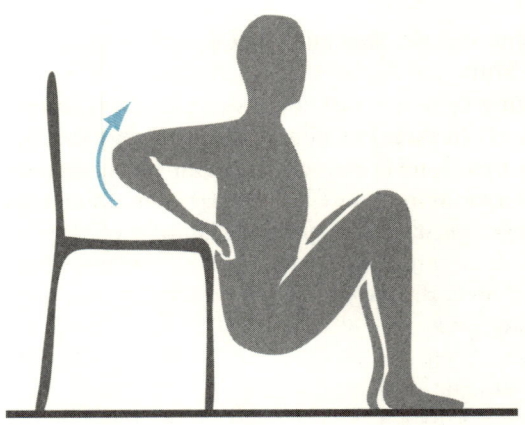

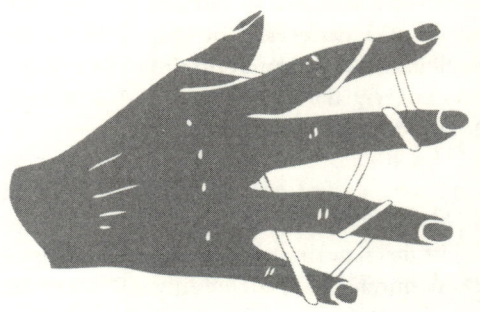

Abb. 70: Streckertraining der Arme und Hände durch Liegestütz rückwärts auf einem Stuhl und mit dem Bürogummi als kleinstem Fitnessgerät der Welt.

Was der »Bürogummi-Expander« für die Hände, ist der »Hackengang« mit leicht gebeugten Kniegelenken für die Füße. Mit diesem Antagonistentraining stärken Sie an den Unterschenkeln die vernachlässigten vorderen Schienbeinmuskeln sowie den vorderen »muskulären Steigbügel«, der für die Aufrichtung und Erhaltung der Fußgewölbe von großer Bedeutung ist, denn er bewahrt Sie vor dem gefährlichen Umknicktrauma (Distorsion des oberen Sprunggelenkes).

Das Antagonistentraining der Streckmuskeln wirkt simultan auch als »aktives Stretching« auf die verkürzten Beugemuskeln, weil jede Kraftverstärkung der einen Seite zwangsläufig eine Längenerweiterung auf der Gegenseite nach sich zieht. So gesehen kann der »Hackengang« ergänzend gegen ein »Tarsaltunnel-Syndrom«, der »Bürogummi-Expander« gegen ein »Karpaltunnel-Syndrom« eingesetzt werden.

> *Antagonistentraining ist neben der gezielten Kraftverstärkung geschwächter Muskeln gleichzeitig ein »aktives Stretching« für die verkürzten Muskeln der Gegenseite.*

Damit Ihre Muskeln in Zukunft kräftig wachsen können, so dass Ihre »muskuläre endokrine Drüse« Ihre volle Gesundheitswirkung auch auf den Kreislauf entfalten kann (siehe Seite 49 f.), noch ein Tipp aus der aktuellen Ernährungsmedizin:

> Direkt nach dem Training ist für zwei Stunden die Verstoffwechselung der aufgenommenen Nahrung am höchsten. Im Idealfall nehmen Sie 10 Gramm Protein, 7 Gramm Kohlenhydrate und 3 Gramm Fett direkt nach dem Training zu sich. Konkret heißt das beispielsweise: 300 Milliliter Milch, 1 Schnitte Vollkornbrot, 1 Scheibe Magerkäse.

Kapitel 10
Bleiben Sie standfest: Rücken und Knie
stärken – aber richtig

In unserer immer älter werdenden Gesellschaft ist die Arthrose, neben der Arteriosklerose, zu einer echte Volkskrankheit geworden. Jeder zweite Mensch über 35 Jahre weist arthrotische Veränderungen in seinem Stütz- und Bewegungsapparat auf. Mit zunehmendem Alter steigt dieser Prozentsatz weiter an, ab dem 60. Lebensjahr gibt es degenerative Gelenkveränderungen praktisch bei jedem Menschen, obwohl die Krankheit nur bei jedem zweiten Beschwerden verursacht.

Die Entwicklung der Arthrose in Deutschland.
- 1990 gab es 5 Millionen Arthrosekranke, das waren 6 Prozent der Gesamtbevölkerung.
- 2000 gab es 7,5 Millionen Arthrosekranke, das waren 9 Prozent der Gesamtbevölkerung.
- 2010 werden es 16,6 Millionen sein, das sind dann Prozent der Gesamtbevölkerung.

Abnutzungserscheinungen als erste Anzeichen der Arthrose, weisen ca. 35 Millionen Menschen in Deutschland auf.

Bei der Häufigkeitsverteilung von Arthrose-Beschwerden liegt die Wirbelsäule einsam an der Spitze, gefolgt von den Händen, den Kniegelenken und den Hüften.

- Über Schmerzen in der Wirbelsäule klagen 60 Prozent der Bevölkerung.
- Über Schmerzen in Hand-, Daumen-, Fingergelenken 30 Prozent.

- Kniegelenke: 25 Prozent.
- Hüftgelenk: 7,5 Prozent.

In früheren Zeiten waren hauptsächlich Schwer- und Schwerstarbeiter von degenerativen Wirbelsäulen- und Gelenkerkrankungen betroffen. Inzwischen hat die Arthrose die »Schreibtischtäter« erreicht. Die Gründe dafür sind Bewegungsmangel, Übergewicht und Fehlbelastungen, die inzwischen hauptsächlich durch gefährliche Sportarten auftreten. Nicht zu vergessen sind die hohen Absatzschuhe. Der wacklige Gang auf ihnen provoziert Verstauchungen (Distorsionen) im oberen Sprunggelenk – die häufigste Verletzung auf dem Weg zur Arbeit.

Arthrosen der Wirbelsäule einschließlich der unteren Extremitäten sind bedeutsamer einzustufen als die degenerativen Veränderungen in den Gelenken der Arme. Die Wirbelsäulen-Bein-Achse steht nun einmal im Zentrum der Bewegungsbelastung, so dass eine Kniegelenksarthrose den Aktionsradius des Betroffenen deutlicher einschränkt als etwa ein lädiertes Schultergelenk. Anders sieht es freilich aus, wenn eine Arthrose der Extremitäten einen Menschen an der Ausübung seines Berufes hindert. Den Arthrosen der Wirbelsäule und der Kniegelenke ist der komplizierte Aufbau der jeweils betroffenen Gelenkabschnitte gemeinsam. Bei der Wirbelsäule ist dies die Nähe der Bandscheiben zur Nervenwurzel, beim Knie der verletzungsanfällige Innen- und Außenmeniskus.

> Frauen leiden viermal häufiger als Männer an Kniearthrosen. Mit dem 60. Lebensjahr ist praktisch jede dritte Frau davon betroffen.

Rückengerecht durchs Leben

Lange war das Heben und Tragen von Lasten die klassische Schrecksituation aller Rückenschulen, doch im Zeitalter der Trolleys haben sich die »Kriegsschauplätze« verlagert.

Im Folgenden seien 7 gefährliche Situationen für den Rücken genannt:

1. Das höchste Gefährdungspozential für den Rücken haben sogenannte »Schneeschaufelbewegungen«: Drehbewegungen unter Belastung, wie beim Schaufeln, beim Kegeln, Golfen, Skifahren, Snowboarden etc., setzen das »offene Fenster« der Wirbelsäule unter Druck, eine Lücke im schützenden Längsband, die für den Austritt der Nervenwurzel notwendig ist, gleichzeitig aber auch dem Bandscheibenvorfall Tür und Tor öffnet (siehe Seite 119 f.).

2. Ein hohes Risiko bergen auch Bodenarbeiten mit krummem Rücken bei gestreckten Beinen. Ein hinterer Bandscheibenvorfall kann die Folge sein.

3. Intensive Bergab- oder Treppab-Passagen bedeuten wegen der betonten Hohlkreuzstellung der Lendenwirbelsäule eine hohe Bandscheiben- einschließlich Kniebelastung.

4. Eine gebückte, bewegungslose Sitzhaltung bringt die Wirbelsäule unter Druck. Dauerndes Sitzen verkürzt den Hüftlendenmuskel nachhaltig, er kann sich beim Stehen und Gehen nicht mehr ausreichend entfalten und belastet die Bandscheiben weiter, ebenso wie schleichendes Übergewicht und chronisch verspannte, aber gleichzeitig geschwächte Muskeln.

5. Stress, Sorgen und Ängste erhöhen die muskuläre Anspannung besonders im Rücken.

6. Das Gehen auf dem Vorfuß, das durch hohe Absätze begünstigt wird, führt zu einer Hohlkreuzposition, die Druck auf die Bandscheiben erzeugt.

7. Sprungsportarten auf hartem Untergrund und intensives Laufen auf hartem Asphalt schädigen ebenfalls den Rücken.

Kniegerecht durchs Leben

Die Beweglichkeit des Menschen in Verbindung mit seinem Standvermögen werden im Rumpfbereich nachhaltig von der Wirbelsäule, auf Seiten der unteren Extremitäten durch die Kniegelenke bestimmt. Das Knie verschafft uns beim Gehen einen festen Stand auf dem Boden. Immerhin werden beim Gehen 85 Prozent von unserem Standvermögen bestimmt, nur die restlichen 15 Prozent dienen der Bewegung. Am Ende der Abrollphase des Fußes strebt das Knie der absoluten Streckung entgegen. Der Unterschenkel des Standbeines »rastet« dabei »ein« mit Hilfe einer kleinen Außendrehung, die aber maximal 5° beträgt. Scharnierbewegungen bestimmen mithin die tragende Funktion des Kniegelenkes. Scharniere haben aber nur eine eingleisige, frontal ausgerichtete Aktionsfreiheit.

Unsere Kniegelenke können nur frontal gleiten, schon beim Skaten verlassen wir die Frontrichtung – eine echte Herausforderung für die instabile Knochenführung im Kniegelenk.

Die ungleiche knöcherne »Landschaft« im Knie wird durch zwei halbmondförmige Knorpelscheiben ausgeglichen: innenseitig durch den Innenmeniskus, außenseitig durch den Außenmeniskus. Nur dadurch ist ein einigermaßen reibungsloses Gleiten der beiden knöchernen »Rolllager« im Kniegelenk auf dem Schienbeinkopf überhaupt möglich.

Die »Rolllager« (Femurkondylen) des Knies sind wie viele Körperteile spiralig aufgebaut und vorne leicht, im hinteren Anteil jedoch stark gekrümmt. Die Folge ist eine große Kontaktfläche in der Streckstellung des Kniegelenkes, während in der Beugestellung nur eine kleine Kontaktfläche gegeben ist. So wird im Stehen die Last des Körpergewichts besser verteilt. Durch die spiralartig aufgebauten »Rolllager« wird im Knie eine Kombinationsbewegung aus Rollen und Gleiten ermöglicht. Die Spiralkonstruktion ist Voraussetzung für die vollständige Beugemöglichkeit im Kniegelenk und für eine Bewegungsstabilität in jedem Bewegungswinkel.

Innen-/Außenmeniskus – Schwachstelle im Knie

Die eigentliche Schwachstelle des Knies sind der Innen- und der Außenmeniskus. Besonders der Innenmeniskus ist so fest mit dem inneren Kapsel-Bandapparat verwachsen, dass er sich äußeren Krafteinwirkungen schlecht entziehen kann. Schädlich sind insbesondere seitlich wirkende Kräfte, wie sie bei einer Außenrotation des Knies entstehen.

Wir missbrauchen unsere Knie mutwillig, wenn wir in der Hocke auf den Vorfüßen balancieren, mit angehobenen Fersen und nach außen gedrehten Knien. Senkrechte Druck- und seitliche Scherkräfte treffen dann ungehindert auf den Innenmeniskus. In diese Fehlbelastung mit einbezogen wird die vordere Kniescheibe, die den Druck nicht gleichmäßig verteilen kann (Abb. 71). In der Regel wird die »europäische Krampfhocke« über Jahre in dieser kniebelastenden Haltung praktiziert. Immerhin brauchen wir die Hockstellung ein Leben lang – bei der Hausarbeit, im Garten, beim Anziehen der Schuhe. Das Risiko ist hoch, dass irgendwann bei einer kleinen Verdrehung des Knies nach außen der Meniskus reißt. 300 000 Meniskusoperationen in Deutschland sind die negative Bilanz. Trotz modernster Operationstechniken führen Meniskusverletzungen nach ca. 15 Jahren fast immer zur Kniegelenksarthrose. Ein Grund mehr, statt der »europäischen Krampfhocke« die natürliche Entspannungshocke wieder zu erlernen, bei der die Knie scharnierartig nach vorne ausgerichtet sind, so dass der äußere Druck gleichmäßig über Innen- und Außenmeniskus und über die gesamte Fläche der Kniescheibe verteilt wird (Abb. 35).

Bodenarbeiten in der »Europäischen Krampfhocke« sind wesentlich an der Entwicklung der Kniegelenksarthrose beteiligt.

Die Unfallverhütung der Berufsgenossenschaften hat in den Betrieben einen hohen Standard erreicht, sie reicht jedoch nicht in die Freizeit hinein. Die meisten Knieverletzungen treffen Skiläufer und Fußballspieler. In beiden Sportarten gerät das Knie häufig seitlich unter Druck, eingeleitet durch Beuge- und Streckbewegungen mit hoher Geschwindigkeit in leichter Kniebeuge. Die gesamte potentielle Lageenergie des Körpers trifft voll auf das Knie, weil der Fuß am Boden, entweder durch den Ski oder durch die Stollenschuhe, verankert ist, so dass die äußeren Druckkräfte nicht durch eine Ausweichbewegung abgebaut werden können. Dies ist auch der Grund dafür, dass es beim Hallentennis mehr Knieverletzungen gibt als beim Spielen im Freien auf Sand: dort rutscht der äußere Fuß beim plötzlich gestoppten Seitschritt noch eine gewisse Strecke und verbraucht über diese Bewegung Energie, die das Knie dann nicht mehr schädigen kann.

Durch einen kräftigen Bandapparat wird das Kniegelenk seitlich vom inneren und äußeren Seitenband stabilisiert. Diese Bänder sind jedoch nur bei Streckung des Knies angespannt. Ihre zunehmende Entspannung in der Beugestellung wird durch das vordere und hintere Kreuzband abgefangen. Beim Sport ist die Gefahr einer Verletzung des vorderen Kreuzbandes besonders hoch, wenn bei gebeugtem Knie direkte Kräfte auf den Unterschenkel in Höhe des Schienbeinkopfes treffen, wie das beim Skifahren häufig gegeben ist. Ein chronischer vorderer Kreuzbandriss bewirkt ein »Schubladenphänomen« im instabilen Knie, eine Verlagerung des Schienbeinkopfes nach vorn in Beugestellung, die im Knie Knorpel- und Meniskusschäden hervorrufen kann. Bei jungen, besonders aktiven Patienten ist daher ein frühzeitiger Ersatz des vorderen Kreuzbandes angezeigt, dagegen heilt die hintere Kreuzbandverletzung in den meisten Fällen spontan.

Ein fehlerhafter Kreislauf, der verletzungsbedingt häufig in der Kniearthrose endet: Vordere Kreuzbandverletzung – Gelenkinstabilität – Knorpel-Meniskusschädigung – Kniearthrose.

Außer durch den Bandapparat bekommt das Knie seinen Halt durch eine kräftige Muskulatur an der Streck- und Beugeseite. Im Zentrum steht dabei der größte und stärkste Muskel des Menschen, der Oberschenkelstrecker (M. quadriceps femoris). Er muss in der Kniestreckung das gesamte Körpergewicht abfangen. Neben dieser statischen Funktion ist er beim Laufen und Springen auch dynamisch aktiv. Die Muskulatur der Oberschenkelrückseite (M. ischiocrurales) erfüllt vornehmlich dynamische Funktionen. Eine kräftige Oberschenkel- Streckmuskulatur trägt entscheidend dazu bei, eine Kniegelenksarthrose zu vermeiden oder bei bereits bestehender Arthrose dafür zu sorgen, dass sich die Beschwerden in Grenzen halten. Sportarten wie Gehen, Laufen, Radfahren, Bergsteigen, Aquajogging, Skilanglauf und Training auf dem Trampolin stärken bei moderater Kniebelastung speziell die Oberschenkelmuskulatur im Sinne der Arthrose-Prävention.

Der Gelenkknorpel im Knie lebt davon, dass er »durchgewalkt«, d.h. rhythmisch be- und entlastet wird. Aus Sicht der rhythmischen Spiralkinetik ist beiden Vorgängen – der Be- wie der Entlastung – das gleiche Maß an Zeit und Raum einzuräumen. Für unser Knie überwiegen allerdings im Alltag die zerstörerischen Belastungsspitzen; denken wir nur an das absatzbetonte Gehen auf Asphalt und an die bereits erwähnte »Krampfhocke«. Extreme Belastungen stellen Marathonläufe auf Asphalt, lange Bergabpassagen, aber auch Schnellkraftsportarten wie beispielsweise Fußball und Squash dar. Langanhaltende Druckbelastungen bewirken eine Absenkung des Stoffwechsels im Knorpel, verbunden mit einer verminderten Ernährung der Knorpelzellen. Der Entwicklung der Kniegelenksarthrose sind damit Tür und Tor geöffnet.

> Optimale Kniebelastungen sind Gehen und Laufen auf natürlichem Terrain, Retrowalking, besonders bergab, weil dabei sonst ungenutzte Knorpelzonen einbezogen werden, Bodenarbeiten in natürlicher Entspannungshocke, Skilanglauf in Diagonaltechnik, Schwimmen im Kraulstil, Aquajogging, Tennis auf Sand.

Kniegelenke sind Scharniere. Im Gegensatz zu einem Kugelgelenk in seiner allseitigen Ausrichtung steht den Knien nur der direkte, geradlinige Weg in Frontalrichtung offen. Jede Abweichung nach außen unter Belastung zerstört diese Gelenkschiene. Für unsere Knie gelten die gleichen Regeln, die jeder Handwerker beim Einsetzen eines Scharniers in der Tür beachten muss. Nur die exakt rechtwinklige Montage garantiert einen optimalen Türschluss, schon die geringste Schieflage des Scharniers verklemmt die Tür, das Scharnier geht kaputt. Ebenso ergeht es den Kniegelenken, wenn wir in die Knie gehen und dabei unter starkem Körperdruck die Beine nach außen drehen.

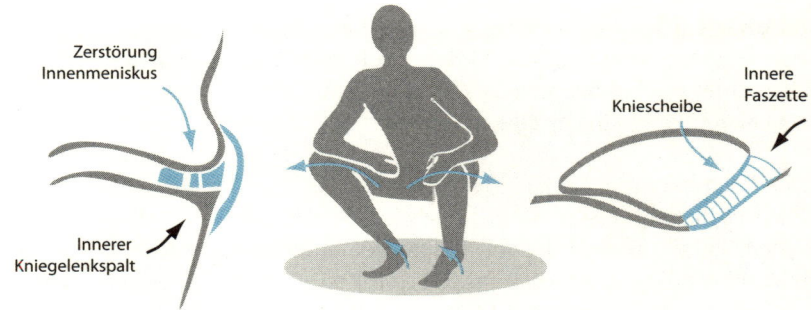

Abb. 71: In der europäischen Arbeitshocke entstehen hohe Druck- und Scherkräfte besonders auf Innenmeniskus und innere Kniescheibenfaszette – die Arthrose nimmt ihren Anfang.

„Walk-Prozesse" veredeln nicht nur Leder, sondern auch Kniegelenke durch Zug- und Druckkräfte.

- Gehen Sie wiederholt mit ca. 2-Kilogramm-Knöchelgewichten.
- Ziehen Sie beim Radfahren bewusst die Pedalen bei der hinteren Umdrehung nach oben.
- Praktizieren Sie beim Ergometertraining wiederholt den 4-maligen einseitigen Pedaleinsatz.
- Üben Sie Retrowalking, besonders trepp- und bergab.

Kapitel 11
Im Herzschlag des Lebens: Rhythmische Meditation gegen Burnout und Stress

Beim Burnout wird aus dem »Brennen für eine Sache« eine Art Schwelbrand, der sich über Monate und Jahre hinziehen kann und an dessen Ende ein Zustand geistiger, seelischer und körperlicher Erschöpfung steht. Die Betroffenen ziehen sich auf sich selbst zurück und verlieren damit ihre sozialen Bindungen, die für die Gesundheit von entscheidender Bedeutung sind. Der Mensch lebt auch vom Austausch, vom Zuspruch, besonders aber von der Anerkennung durch Freunde, Mitarbeiter und von einem allgemeinen Klima des Vertrauens. Unter diesen Bedingungen ist er in der Lage, seine Begabungen und inneren Reserven für das Ganze zu »zünden«. Burnout ist vielfach Folge einer verhängnisvollen Trias aus Stress, Ehrgeiz und fehlender Anerkennung.

Ausgebrannt wird der Mensch durch Stress, Ehrgeiz und fehlende Anerkennung.

Stress braucht der Mensch, aber in richtiger Qualität und Quantität. In unserer schnellen, lauten, hellen Welt sind wir mehr denn je auf Schutzräume der Ruhe, Stille und Entspannung angewiesen, aber diese wirksame Entspannungskultur müssen wir erst wieder lernen, sie ist in Vergessenheit geraten. Viele Menschen können Stille, Ruhe und Entspannung kaum noch ertragen. Sie werden mit Langeweile gleichgesetzt, und nichts kann das stressgewohnte Gehirn schlechter vertragen als den gedan-

Das Gebot der Stunde ist eine neue Entspannungskultur, damit im »Zeitraffer-Effekt« permanenter Beschleunigung für einen Moment die Zeit stehen bleibt und wir die Gegenwart bewusster und tiefer wahrnehmen können.

kenlosen Zustand des Nichtstuns, der uns den Weg in die Gelassenheit öffnet.

Burnout ist auch ein Gefühl des »Ausgeliefert-Seins«, ein Zustand allgemeiner Resignation: Man meint, dass einem die Hände gebunden sind und man sein Schicksal nun eben ertragen muss. Dabei verfügt der Mensch – wie alle Teile der Natur – über starke Selbstheilungskräfte. Drei Wege gibt es, sie zu aktivieren und dem Burnout zu entkommen:

1. Atemgesteuertes Ausdauertraining,
2. Rhythmische Meditation,
3. »Meditation & More« durch die Kombination von 1 und 2.

Stress allein ist noch nicht Auslöser für eine Burnout-Situation. Vielmehr geht es um das Gefühl eigener Machtlosigkeit als prägendes Zeichen von unbewältigtem Stress. Stressforscher unterscheiden zwischen Stress erster und zweiter Ordnung. Stress erster Ordnung meint die akute Gefahr, in der man noch kämpfen und flüchten kann dank der Stresshormone Adrenalin und Noradrenalin in Verbindung mit dem Botenstoff Dopamin. Beim Stress zweiter Ordnung steuert das Stresshormon Cortisol eine chronische Überforderung des gesamten Organismus. Trotz aller Anstrengung bleiben Erfolge aus. Mit der Zeit weicht der bereits beschriebene »Flow« (vgl. Seite 64) als Freude an der Arbeit einer inneren Mutlosigkeit. In dieser motivationslosen Zeit wird Frustration in Verbindung mit Langeweile zum eigentlichen Stressfaktor. Aus gutem Grunde haben Schweizer Wissenschaftler dem Burnout den »Boreout« an die Seite gestellt (von engl. »bore«, »langweilen«). Burnout ist Ausgebranntsein nach zu viel Stress, Boreout das genaue Gegenteil, wenn unter Langeweile die Stunden des Tages zu einer Ewigkeit werden und wenn in diesem Zustand ständiger Leere kaum noch belebende Reize auf den Menschen wirken. Aus Sicht der rhythmischen Spiralkinetik ist der Mensch in seiner Existenz auf das permanente Wechselspiel der Gegensätze angewiesen, in diesem Falle als Stress in der Anspannung und Antistress durch Entspannung.

Die stetige Beschleunigung unseres Lebens, die jeden von uns betrifft, hat Auswirkungen nicht nur auf Herz, Muskulatur und

Sehnen einschließlich der Gelenke. Sie verändert auch unsere Wahrnehmung. Wir sind Schnelligkeit und Lärm so sehr gewohnt, dass Langsamkeit und Stille uns wie ein Rückschritt erscheinen.

In der Multitasking-Gesellschaft toleriert der Mensch fast alles, nur keine Langeweile.

Ruhe und Entspannung im Sinne der Meditation sind aber nicht Ausdruck einer gähnenden Leere. Rhythmische Meditation ist vielmehr ein faszinierendes »Cinema-Intern-Programm«, das vor unserem geistigen Auge abläuft und unsere Sinneseindrücke im Gehirn an einem Punkt bündelt. Die Tonspur dieses »Inneren Films« ist ein Leitwort, besser noch eine Leitmelodie, durch die unsere ganze Aufmerksamkeit auf ein umschriebenes Gehirnareal fokussiert wird. Dadurch wird ein Leuchtfeuer gezündet, das den Flächenbrand zu vieler gleichzeitig zu verarbeitender Sinnesreize zum Erlöschen bringt. An dieser zentralen Lichtquelle prallen alle negativen Gedanken, ausgelöst durch Sorgen und Ängste, wie an einem Schutzpanzer ab, so dass der Kopf wieder frei wird.

Rhythmische Meditation kann jeder – jetzt, unmittelbar, denn die Anlage hierzu wird uns Menschen praktisch von der eigenen Mutter mit in die Wiege gelegt. Rhythmische Meditation ist das erste »Lernprogramm« in unserem Leben, weil unser vorgeburtliches Leben im Mutterleib von diesem Rhythmus bestimmt, ja geprägt wird. Ab der 16. Schwangerschaftswoche ist das Hörzentrum im Gehirn des werdenden Kindes so weit entwickelt, dass Töne in Verbindung mit Rhythmen wahrgenommen, ge-

Bereits vor seiner Geburt wird der Mensch auf Rhythmen programmiert – eine Verbindung von Stimmen und der aktuellen Stimmung, im Sinne der rhythmischen Meditation.

speichert und verarbeitet werden können. Dieser Verarbeitungsvorgang gestaltet sich über die Vernetzung des Gehörten mit anderen Gehirnzentren, so dass die Klänge im Mutterleib simultan mit der aktuellen Stimmungslage registriert werden, die geprägt ist von Stille, Entspannung, Geborgenheit.

Wenn das Kind auf die Welt kommt hat, es bereits gelernt, Stimmen, Klänge, Rhythmen sowie Körperbewegungen mit der

Atmung in Verbindung zu bringen und so die Atmosphäre der Ruhe wieder herzustellen, die in der Zeit vor der Geburt herrschte. Die Begabung zur rhythmischen Meditation wird aber nicht nur dem Baby mit in die Wiege gelegt. Auch die Mutter reagiert, wenn das Kind durch Weinen einem Unwohlsein Ausdruck verleiht, intuitiv mit ihrem unverfälschten, natürlichen Grundrhythmus, der sich durch das Wiegen des Kindes in den Armen ausdrückt.

Alle Wiegenlieder dieser Welt haben einen ähnlichen Grundrhythmus, vorgegeben vom ruhigen Atmen, bei dem das Ein- und Ausströmen der Luft pro Minute etwa 16 Mal wechselt. Rhythmische Meditation ist nichts anderes als die kontinuierliche Fortsetzung unseres pränatalen Lernprogramms zur Gestaltung schöpferischer Pausen. Von allen körperlichen Reaktionen ist uns die Atmung am besten vertraut.

Die Konzentration auf den 16er-Takt der Atmung in Verbindung mit dem 72er-Rhythmus des Herzens führen Körper und Geist zur Mitte, in den inneren Raum der Ruhe, der Stille, der Meditation.

Wir kennen unser kurzes Atmen unter Stress ebenso gut wie das ruhige Fließen des Atems, wenn wir uns wieder beruhigen. Die Atmung im 16er-Grundrhythmus ist gleichermaßen die »Melodie« der rhythmischen Meditation, das Herz gibt den Rhythmus seines 72er-Ruhetaktes hinzu.

Das Atmen entspricht dem Rauschen des Waldes im Wind und der sanften Brandung beim Anfluten des Meeres an Land. Mit diesem natürlichen Szenario begegnen uns Landschaftsbilder, in die die Menschen früherer Jahre auf ihrem Heimweg von der Wald- und Feldarbeit eintauchen konnten, ganz im Gegensatz zum Mensch der Gegenwart, der sich nach dem täglichen Arbeitsstress in der Rushhour dem Lärm und den Risiken überfüllter Straßen ausgesetzt sieht.

Tiefe Klangbilder sprechen unser meditatives Bewusstsein an. So lösen die dunklen Vokale A und O mit ihren niedrigen Schwingungsfrequenzen eine tiefere Entspannung aus als die hohen Hals- und Kopftöne E und I. In meinen musikmedizinischen Seminaren bestätigten mir die Musiker wiederholt, dass im Orchester das Spielen der Ersten Geigen auf der hohen E-Saite mit einem deutlichen Anstieg des allgemeinen Stresspegels im Orchestergraben in Zusammenhang steht.

Im Sinne der Human-Bionik kann der Mensch auch hier vom Verhalten der Tiere lernen. Weltmeister der Meditation sind Katzen, von der Hauskatze bis zum Tiger. Wohlig zusammengerollt ziehen sie sich in ihre »imaginäre Oase« zurück, ihre Leitmelodie ist dabei das Schnurren, eine Schwingungserregung des Kehlkopfes, durch die intensive Entspannungsimpulse ausgelöst werden, weil auf diesem Wege der Parasympathikus als Entspannungsnerv stimuliert wird.

Das Zusammenrollen des Körpers bei den Tieren entspricht der tiefen Entspannungshocke des Menschen, die wir bereits kennengelernt haben (vgl. Seite 122 f.). In der tiefen Hocke reift der Mensch über neun Monate der Geburt entgegen. Diese schützende Haltung in Verbindung mit dem Rhythmus der Atmung, stellt die körperliche Grundlage der rhythmischen Meditation dar. In dieser Körperhaltung spielen kleine Kinder gedankenverloren und vergessen Zeit und Raum. Sie kennen noch nicht die Hektik der Beschleunigung im Erwachsenenalter, sind noch in der Lage ihrer Puppe, ihrem Teddy die ganze Achtsamkeit des Augenblicks zu schenken.

Unsere frühe Kindheit wird noch beherrscht von Stimmungsbildern pränataler Zeit, danach gewinnt der Sympathikus als Stressnerv immer mehr an Bedeutung. Mit der rhythmischen Meditation sind wir jedoch in der Lage, uns jederzeit in einen schützenden »körperlichen Kokon« zurückzuziehen – zum einen, um der Flut immer neuer Außenreize zu entgehen; zum anderen, um den Freiraum zu schaffen, den wir brauchen, um neue Energiereserven aus dem Körper abzurufen.

Erster Schritt der rhythmischen Meditation
Gehen Sie auf Distanz zur Alltagshektik, suchen Sie sich einen Raum der Stille, der Ruhe, des gedämpften Lichts.

Zweiter Schritt der rhythmischen Meditation
Rollen Sie sich auf einem Stuhl, einem Sessel, einer Liege in Ihren »Körper-Kokon« ein. Ziehen Sie die Beine so weit an, wie es Ihnen angenehm ist, und konzentrieren Sie sich auf Ihren Atem. Atmen Sie durch die Nase ein und verfolgen Sie das Einströmen der Luft, abgelöst vom entspannenden Ausatmen in der Gegenrichtung.

Über die Achtsamkeit der Atmung beschreiten wir den Weg nach innen, zu unserer körperlichen Mitte. Der entspannende Parasympathikus wird verstärkt angesprochen, die stressbedingte kurze Flankenatmung geht in die stresslösende, tiefe Zwerchfellatmung über.

Dritter Schritt der rhythmischen Meditation

Mit Hilfe einer Melodie begeben wir uns jetzt auf den Weg der »geistigen Leitschiene«. Damit fahren wir die hochempfindlichen Empfangsantennen unserer Sinne ein und schalten gleichzeitig alle negativen Denkansätze aus. Alle kognitiven Aktivitäten werden auf einen Punkt geführt, die Frequenz der Gehirnströme wird niedriger. Dieser Zustand zentraler Entspannung lässt sich im EEG (Elektroenzephalogramm, Messung der Gehirnströme) an folgenden Veränderungen festmachen:

- Im Wachzustand schwingt das Gehirn in einer Erregungsstufe zwischen 15 – 30 Hertz.
- Das erste Stadium der Meditation als gelöste Entspannung dokumentieren Alphawellen zwischen 15 – 7 Hertz.
- Das zweite Stadium der Meditation nach etwa 10 Minuten mit Thetawellen zwischen 4 – 7 Hertz. Beruhigte Atmung, Absinken des Ruhepulses und des Blutdrucks.
- Das dritte Stadium der Meditation nach ca. 15 Minuten mit Deltawellen zwischen 0 – 4 Hertz. Tiefe Meditation, weiterer Blutdruckabfall mit Absinken des Ruhepulses. Muskelentspannung, Fokussierung des Gehirns durch ein Ruhen des Geistes. Wir sind ganz im Hier und Jetzt.

Rhythmische Meditation heißt zunächst einmal: »15 Minuten lang Hinsetzen, Mund halten, Ein- und Ausatmen« – was nicht so einfach ist, wenn man bedenkt, auf welch schnelle Bildfolge unser Gehirn eingestellt ist. Darum ist es wichtig, dass mit der Konzentration auf die Atmung gleichzeitig auch das Gehirn beschäftigt wird. Dazu holen wir uns ein Bild vor das »innere Auge«, das unsere ganze Aufmerksamkeit bindet. Sind wir nach den ersten Minuten des körperlichen Ruhig-Werdens an dem Punkt angelangt, an dem wir unseren körperlichen Grundrhythmus als eine Art wellenartiges Schwingen fühlen, kann dies beispielsweise das Bild des Schaukelns in einer Hängematte sein.

Im nächsten Schritt geht es darum, unsere ständig abschweifenden Gedanken durch eine Melodie zu fokussieren, die uns vertraut ist. Als einfaches Beispiel wählen wir das bekannte Kunst- und Volkslied von Franz Schubert:

Am Brunnen (Einatmung) vor dem Tore, (Ausatmung)
da steht (Einatmung) ein Lindenbaum, (Ausatmung)
ich träumt' (Einatmung) in seinem Schatten (Ausatmung)
so manchen (Einatmung) süßen Traum. (Ausatmung)
Ich schnitt (Einatmung) in seine Rinde (Ausatmung)
so manches (Einatmung) liebe Wort. (Ausatmung)
Es zog (Einatmung) in Freud und Leide (Ausatmung)
zu ihm (Einatmung) mich immer fort. (Ausatmung)

Zunächst passen Sie Ihre Atmung dem rhythmischen Aufbau der Melodie an; später, wenn Sie den Text beherrschen, bewegen Sie die Worte stumm in ihrer Vorstellungskraft. Parallel dazu können Sie sie visualisieren, indem sie sich einen Brunnen mit einer Linde vorstellen und wie Sie in die Rinde ein für sie wichtiges Wort einschneiden etc.

Die Musik in der Meditation ist auf Einfachheit, auf Minimalismus angelegt, man spricht auch von »Minimalmusik«, bei der die Wiederholung ein vorherrschendes Prinzip darstellt. In diesem Zusammenhang überrascht es, dass besonders junge Menschen sich von der Gregorianik angezogen fühlen, so dass eine CD der Mönche von Stift Heiligenkreuz sogar die Charts stürmte. Der Grund liegt möglicherweise in der Einfachheit der alten Kirchentonarten, an einer fehlenden thematischen Gliederung, so dass man jederzeit ins Hören »einsteigen« kann und an der lateinischen Sprache. In Anlehnung an die Gesänge der Gregorianik eignet sich auch der bekannte Taizé-Gesang »Laudate omnes gentes« für die rhythmische Meditation:

Laudate (Ausatmung) omnes (Einatmung) gentes (Ausatmung)
– kurze Pause zur Einatmung
Laudate (Ausatmung) – kurze Pause zur Einatmung – Dominum
(Ausatmung)
Laudate (Ausatmung) omnes (Einatmung) gentes (Ausatmung)
– kurze Pause zur Einatmung
Laudate (Ausatmung) – kurze Pause zur Einatmung – Dominum
(Ausatmung).

Auch das weltbekannte Spiritual »Amazing Grace« kann meditativ genutzt werden. Die Melodie hat man schnell im Kopf, so dass man sie leicht synchron zur Atmung andeutungsweise mitsummen kann. Für Freunde der klassischen Musik sei auf die Adagios und Largos des Barock hingewiesen mit seinen herausragenden Komponisten wie Bach, Händel, Vivaldi, Corelli etc. Aber auch die Préludes und Nocturnes eines Chopin oder Skriabin eignen sich hervorragend zur Meditation.

Bei der rhythmischen Meditation singen wir nicht laut, sondern versetzen nur durch leises Summen (analog zum Schnurren der Katze) den herabgesenkten Kehlkopf in Schwingung. Über diese Technik kann sich die Tiefenentspannung ungehindert ausbreiten, denn der Weg geht über den Entspannungsnerv Parasympathikus, der zum einen durch die Atmung über das Zwerchfell und zum anderen durch die Erregung des Kehlkopfes aktiviert wird.

Nach einer gewissen Zeit der Einübung in diese Methode der tiefen Entspannung wird man nur ungern auf die rhythmische Meditation verzichten. Meditation ist mehr als ein Medikament, aber allein ihre körperlichen Auswirkungen sind beachtlich:

- Absenkung des Blutdrucks und verbesserte Sauerstoffversorgung des Herzens.
- Beruhigung und Vertiefung der Atmung, die stressbedingte Brustatmung geht in die entspannende Zwerchfellatmung des Bauchraumes über.
- Entspannung der verspannten Muskulatur besonders des Nackens und des Rückens. Rhythmische Meditation ist wie »inneres Stretching«.

- Verbesserung aller Verdauungsvorgänge durch Beschleunigung der Magen-Darm-Passage.
- Ökonomisierung aller Stoffwechselvorgänge mit einem Sauerstoffgewinn bis zu 17 Prozent.
- Kreativitätssteigerung mit Verbesserung aller geistigen Aktivitäten.

Dass Meditation eine schützende Wirkung gegen Herz-Kreislauf-Erkrankungen hat, konnte inzwischen durch medizinische Studien belegt werden. Amerikanische Forscher konnten nachweisen, dass Meditation in der Lage ist, Gefäßverkalkungen der Arterien zurückzubilden. Über sieben Monate untersuchten sie in zwei Gruppen Testpersonen, die unter Bluthochdruck bei bestehender Arteriosklerose litten. Eine Personengruppe *Rhythmische Meditation schützt vor Herz-Kreislauf-Erkrankungen.*

führte regelmäßig Meditation durch, die andere ein Gesundheitsvorsorgetraining in Verbindung mit gesunder Ernährung. Danach wurde die Meditationsgruppe mit einer Kontrollgruppe verglichen. Nach 6 Monaten zeigte sich ein signifikanter Vorteil der Meditationsgruppe:

- Verringerung der Gefäßwanddicke um 0,1 Millimeter in der Meditationsgruppe.
- Zunahme der Gefäßwanddicke um 0,05 Millimeter in der Kontrollgruppe.

Eine Verringerung der Gefäßwanddicke in dieser Größenordnung mindert das Risiko für Herz-Kreislauf-Erkrankungen:

- Vermindertes Herzinfarkt-Risiko von 11 Prozent.
- Vermindertes Schlaganfall-Risiko von 15 Prozent.

Den Effekt der Meditation führen die Forscher auf die verringerte Aktivität des Symphatikus zurück. In einer breit angelegten Studie an 23 681 Griechen zwischen 20 und 86 Jahren konnten Forscher der Universität Athen die Wirkung der meditativen Siesta am Mittag nachweisen und belegen, dass hierdurch das

Rhythmische Meditation am Arbeitsplatz senkt deutlich das Herzinfarkt-Risiko.

Sterblichkeitsrisiko durch Herz-Kreislauf-Erkrankungen um 37 Prozent gesenkt werden konnte. Die rhythmische Meditation erfordert keine spezielle Ausrüstung oder Vorbereitung. Alles, was Sie brauchen, sind 15 Minuten Zeit.

Leider ist in den westlichen Industrienationen das Wissen um die Meditation und ihren gesundheitsfördernden Nutzen nahezu verloren gegangen. Naturvölker, Kinder in ihrem gedankenverlorenen, zeitlosen Spielen, Mönche in abgeschiedenen Klöstern kennen und bewahren diesen »Schatz«, weil sie spüren, welche Kraftquelle hier verborgen ist.

Im Stehen, Gehen, Sitzen, als 15-Minuten-Siesta in der Mittagspause, auf dem Autobahn-Rastplatz, im Flugzeug gegen Flugangst, gegen Lampenfieber vor einer Prüfung oder vor dem Start eines bedeutenden sportlichen Wettkampfes – die rhythmische Meditation wirkt direkt, an jedem Ort, in jeder Situation, durch die erneuernde Kraft des Parasympathikus.

In Afrika weiß man um die »Kraft der Wiederholung«, die vom Rhythmus lebt, denn die Wiederholung macht etwas wahrer, als es vorher war, verstärkt und betont es. Wenn wir Rhythmen und Tänze wiederholen, schöpfen wir aus dieser Kraft, wobei die Trommel initiiert, verbindet, integriert, ohne sich unbedingt in den Vordergrund zu spielen. Rhythmusinstrumente stehen für »Minimalmusik«, die in ihrer Einfachheit fasziniert und eine intensive meditative Wirkung entfaltet. Die archaischen Stammestänze zeugen von diesem Energiepotenzial, das durch die ganzheitliche Verschmelzung zwischen Rhythmus und Bewegung auf die Tänzer übergeht, ausdrucksstark vorgetragen etwa im indischen Tanz oder in den tunesischen Hochzeitstänzen in Nordafrika.

Dieses Wissen aller Naturvölker soll am Ende dieses Buches für den westlichen Menschen konkret mit Leben gefüllt werden. Ich möchte Sie neugierig machen auf »Tanz-Meditation«, und kein Gerät ist dazu besser geeignet als das Minitrampolin, aus dem der Rhythmus der Beine in den ganzen Körper übergeht. »Meditatives Tanzjogging mit allen Sinnen« entsteht, indem Ihre gesamte Aufmerksamkeit auf das rhythmische Geschehen der »Minimalmusik«

gerichtet ist. Sie schöpfen aus der Kraft der rhythmischen Wiederholung durch die intensive Konzentration auf die Musik.

- Ein großer Spiegel reflektiert Ihren Körperrhythmus in ihre optische Wahrnehmung, Sie bewegen sich auf diese Weise wie in einem »abgeschlossenen Raum«.
- Eine optimale Synchronisation Ihrer Beinarbeit zum entsprechenden Rhythmus der Musik finden Sie, wenn Sie 1 Mal, 2 Mal, 3 Mal ... bis zu 5 Mal mit einem Bein leicht auf- und abwippen, bevor Sie mit dem anderen Fuß aufsetzen.
- Atmen Sie während der gesamten Zeit bei geschlossenem Mund durch die Nase ein und aus – Sie wissen ja: So bleiben Sie in der sauerstoffreichen (aeroben) Trainingzone.

Jetzt haben Sie alles, was Sie brauchen, um »Meditation & More« als optimales Mittel gegen Stress zu nutzen –, jetzt, rund um die Uhr, ohne große Vorbereitungen und bei jedem Wetter. Es gibt nur einen Haken an der ganzen Sache: Tanzen müssen sie schon selber.

Selbstverständlich müssen Sie nicht alles auf einmal »absolvieren«. Sie können sich auch zunächst auf ihr 30-Minuten-Ausdauertraining auf dem Minitrampolin konzentrieren und dabei bewusst Musik verwenden, die Sie munter macht, um dann zu einem späteren Zeitpunkt des Tages 15 – 30 Minuten rhythmische Meditation im weichen Sessel folgen zu lassen.

Das Programm, das Sie in den einzelnen Kapitel kennengelernt haben, wirkt dreidimensional und kumulativ, denn es verbindet die gesundheitsfördernde Wirkung von Ausdauertraining, Kraftausdauer und Meditation, so dass ihr Beruhigungsnerv Parasympathikus voll zu seinem Recht kommt – ein Effekt, der Ihr Leben verändern wird.

In sportmedizinischen Kreisen galt bisher Ausdauertraining als das »Jahrhundert-Medikament« im Stresszeitalter – einfach, praktisch und kostenlos für jedermann zu haben, dabei frei von Nebenwirkungen. In diesem Buch wird der allgemeinen Ausdauer die Kraftausdauer gleichwertig an die Seite gestellt, leicht umsetzbar als simultanes Antagonistentraining. Unerreicht in der gesundheitsfördernden Wirkung ist jedoch die Kombination von Ausdauertraining und rhythmischer Meditation als »Meditation & More« – das »Jahrtausend-Medikament« im Stresszeitalter.

Kapitel 12
Mehr als nur fit: Warum Bewegung und Entspannung glücklich machen

Glück hat viele Wurzeln. Vielen Menschen erscheint es als Schicksalsfrage: Glück hat man oder man hat es eben nicht. Je fester man versucht, es mit den eigenen Händen zu halten, desto eher zerrinnt es zwischen den Fingern. Für den griechischen Philosophen Aristoteles (384 – 322 v. Chr.) hängt Glück nicht von materiellem Besitz oder vom Zufall ab, sondern ist das Ergebnis eines sinnerfüllten Tuns. Sein »Kollege« Epikur (341 – 270 v. Chr.) setzte den Wert aller Dinge in Beziehung zu Glück einerseits und Abstand von Glück, ausgedrückt durch Schmerz, andererseits. Auch hier stoßen wir wieder auf das Gesetz des Gegensätzlichen: Was Glück ist, weiß man nur, wenn man auch sein Gegenteil kennt. Die äußeren Bedingungen, unter denen wir leben, sind nicht oder jedenfalls nicht entscheidend verantwortlich dafür, wie glücklich wir sind. Es gibt auch ein Glück trotz Krankheit oder Behinderung. Amerikanische Studien haben belegt, dass der Mensch in der Lage ist, sich widrigen äußeren Umständen emotional anzupassen. Kranke und gesunde Menschen stimmen in der Einschätzung augenblicklicher Gefühlszustände, wie »deprimiert«, »glücklich und zufrieden« oder »besorgt« durchaus überein. Glück gibt es mithin auch in Stresssituationen. Mit der Maxime »Nimm an, was ist, und mach das Beste daraus« lassen sich Krisen meistern, die man zuvor für unüberwindlich gehalten hätte. Glück hat aber auch eine physische Seite. Es steht durchaus mit unserer körperlichen Verfassung in Zusammenhang. Im Gehirn spielen dabei die Botenstoffe Serotonin und Dopamin eine entscheidende Rolle. Stehen diese beiden Substanzen im Gleichgewicht, so ist der Mensch glücklich, zufrieden, entspannt. Serotonin ist dabei der eigentliche Glücksbotenstoff, während Dopamin zusammen mit Noradrenalin uns in Stresssituationen die nötige Energie liefert.

Wir haben bereits gesehen, dass diese glückliche Balance aus dem Gleichgewicht gerät, wenn akuter Stress nicht ausgeglichen wird – durch Bewegung und Entspannung. Die Kettenreaktion des Unglücklich-Werdens ist aber in der Regel ein Wiederholungsfall, der auf der chronischen »Stressachse« abläuft, die zwischen dem Gehirn und der Nebenniere, bei chronischem Stress der Nebennierenrinde, angelegt ist: Chronischer Stress führt zur vermehrten Ausschüttung des Stresshormons Cortisol. Cortisol hat die Aufgabe, den Blutzuckerspiegel anzuheben, denn für die vom Gehirn als notwendig erkannte körperliche Mobilmachung braucht die gesamte Muskulatur den Zuckerkraftstoff Glukose. Gleichzeitig gibt die Bauchspeicheldrüse das Hormon Insulin frei, mit der Aufgabe, einen überhöhten Blutzuckerspiegel zu vermeiden. Insulin trägt außerdem dazu bei, die Glukose in die Zellen zu befördern. Ist die Stresssituation beendet, wird die Ausschüttung des Cortisols vom Gehirn wieder herunterreguliert. Alles ist in bester Ordnung – allerdings nicht bei chronischem Stress, denn er setzt eine Negativ-Spirale in Gang, die uns krank macht.

Bleibt ein erhöhter Stresspegel über Monate und Jahre erhalten, stößt die Nebenniere an ihre Grenzen, sie ist irgendwann ausgelaugt, total erschöpft. Mit dieser Insuffizienz geht auch der Blutzuckerspiegel in den Keller. Eine allgemeine Alarmstimmung macht sich breit. Zuerst protestieren die Gehirnzellen, die äußerst empfindlich auf Glukosemangel reagieren, gefolgt von den Muskelzellen, die zu ihrer Aktivierung auf den Zündstoff Zucker angewiesen sind. In dieser Situation

Chronischer Stress lässt die Nebennierenrinde versagen: Ruhelosigkeit und gleichzeitig ständige Müdigkeit sind Symptome des »Adrenal-Fatigue«.

ist der Mensch nur noch ein »Nervenbündel«. Er fühlt sich ruhelos und gleichzeitig ständig müde, er möchte permanent aus seiner Haut fahren. Das Glück hat ihn verlassen. Als »Nebennierenerschöpfung« (Adrenal-Fatigue) bezeichnet die Medizin dieses Nebennierenrindenversagen.

Mit dem Versagen der Nebennierenrinde nimmt in einem zweiten Schritt der Cortisolspiegel ab, damit sinken der Blutzuckerspiegel und der Glücksbotenstoff Serotonin in den Keller. Der Mensch fühlt sich abgeschlagen, ausgelaugt, unkonzentriert, erschöpft. In seiner Verzweiflung ist er ständig auf der Suche nach Stimulantien, nach Antriebsmitteln, die ihm auf die Beine helfen und in Stimmung versetzen.

> *Nikotin, Alkohol, Kaffee, Schokolade, Weißmehlprodukte mit hohem glykämischem Index: das sind die fünf »tolerierten Suchtmittel«.*

Nikotin, Alkohol, Kaffee, Schokolade oder zuckerhaltige Weißmehlprodukte geben in dieser Situation nur scheinbar neue Energie. Der kurzfristige Anstieg des Serotonins, der Stimmung und Befinden vorübergehend verbessert, beruht auf einer Irreführung des Gehirns durch die in diesen Substanzen enthaltenen Alkaloide. Chronischem Stress lässt sich auf diese Weise dauerhaft nicht beikommen, denn er wird nicht ursächlich über Bewegung oder rhythmische Meditation ausgeglichen, sondern lediglich symptomatisch. An diesem Punkt angekommen, dreht sich die Negativ-Spirale immer schneller – die entscheidende Ursache für Typ-II-Diabetes, der inzwischen in vielen Ländern bereits zu einer Kinderkrankheit geworden ist.

Anstiftung zum Glücklichsein ist also in jedem Falle mehr, als die simple Lust auf eine Zigarette oder etwas Süßes zu befriedigen. Bewegung und tiefe Entspannung sind die eigentlichen Glücksboten. Sie sind in der Lage, ausgleichend auf jede Stressreaktion zu wirken, den erhitzten Körper abzukühlen, das Gemüt zu beruhigen, so dass ein inneres Glücksgefühl in uns die Oberhand gewinnt. Eine positive Spirale beginnt sich zu drehen: Entspannt und voller Energie werden wir mit den Herausforderungen des Tages besser fertig, was wiederum das gute Gefühl fördert, dem Stress gewachsen zu sein. Stimmungs-Forscher wie Robert Thayer von der kalifornischen Long Beach-Universität haben herausgefunden, dass das Glücksgefühl auf zwei elementare Körperzustände zurückgeführt werden kann:

- Anspannung und Entspannung.
- Gespeicherte Energie und Energiemangel.

Lassen Sie uns die verschiedenen Zustände von Anspannung und Entspannung und ihren jeweiligen Energie-Status einmal durchspielen:

Entspannt-energisch
Wir sind körperlich ausgeruht und voller Energie. Unsere körperlichen wie geistigen Ressourcen stehen uns in vollem Umfang zur Verfügung. Wir fühlen uns kraftvoll und zuversichtlich.

Entspannt-müde
Nach geistiger oder körperlicher Arbeit ist die Energie verbraucht. Wir fühlen uns müde und abgearbeitet. Solange wir uns dieser Müdigkeit hingeben und entspannen können (beispielsweise durch Meditation), besteht keine Gefahr, in den Burnout abzurutschen.

Angespannt-energisch
Wir sind zwar energiegeladen, aber permanent angespannt. Leistungs- und Termindruck verhindern ein klares Denken, die Muskeln sind verkrampft, der Herzschlag beschleunigt, die Konzentrationsfähigkeit eingeschränkt. Dieser Zustand entspricht am ehesten der gegenwärtigen Lebens- und Arbeitsweise. Glück wird in dieser Situation nicht mehr wahrgenommen, die Stimmung kann jederzeit in ein Tief abrutschen.

Angespannt-müde
Alle Energiereserven sind verbraucht, dennoch hält die Anspannung an, wir sind definitiv »schlecht drauf«. Dieser nervöse Erschöpfungszustand kennzeichnet das voll ausgebildete Burnout-Syndrom, das nicht selten in einer Depression endet.

Stimmungen sind also auch ein Abbild unserer körperlichen Verfassung. Der Mensch ist gut gelaunt, ja glücklich, wenn er über ausreichende Energiereserven verfügt und gleichzeitig voll entspannt ist. Im Stadium der angespannten Müdigkeit nützen positive Appelle à la »Alles halb so schlimm, du wirst es schon schaffen!« nichts. Solche Appelle werden von den Betroffenen kaum wahrgenommen, weil unsere Gedanken eng an körperliche Verfassungen gekoppelt sind. Wenn wir uns körperlich abgeschlagen fühlen, können negative Gedanken leichter Besitz von uns ergreifen. Der Mensch ist aber nicht nur körperlich in der Lage, sich an unterschiedlichste Stresssituationen optimal anzupassen, er kann es auch emotional. Viele Menschen glauben, körperliche Behinderungen und schwere Krankheiten würden sie in tiefstes Unglück stürzen. US-Psychologen haben die Stimmungsschwankungen von Gesunden mit schwer nierenkranken Dialysepatienten verglichen, die sich mindestens 3-mal wöchentlich für jeweils 4 Stunden der Blutreinigung an einer Maschine unterziehen und ihr ganzes Leben darauf abstellen mussten. Im Durchschnitt waren diese Kranken genauso glücklich wie Gesunde, sie versanken nicht in Trübsal.

Die körperliche und geistige Fitness ist zwar wichtig, keinesfalls aber allein bestimmend für unsere Verfassung. Der amerikanische Glücksforscher M. Csikszentmihalyi konnte nach langen Untersuchungen konstatieren, dass sich die meisten Glücksmomente am Arbeitsplatz einstellen, wenn der Mensch durch das, was er tut, vollkommen absorbiert ist. Das ist der bereits erwähnte, sogenannte »Flow-Effekt« (siehe Seite 64). Nach Csikszentmihalyis Erfahrung ist die hochgeschätzte Freizeit eher eine Zeit von Stress, enttäuschten Erwartungen und Langeweile, denn je aktiver der Mensch, umso glücklicher ist er auch.

Glück als Hingabe an das, was man tut, geht also weit über die wellnessbetonte Wohlfühl-Philosophie der Gegenwart hinaus, die für sich wirbt mit Slogans wie »Die Kunst, ein Egoist zu sein«. Vertreter der »Positiven Psychologie« wie die amerikanischen Wissenschaftler Seligman und Diener setzen eher auf altruistische Tugenden, durch die eigene Stärken geweckt werden. Nach Diener ist Glück die Häufigkeit, nicht die Intensität, positiver gegenüber negativer Ereignisse. Glückliche Menschen richten sich an kleinen Glücksmomenten im Alltag immer wieder auf, statt stetig wachsende Erwartungen an ein zukünftiges Ereignis zu hegen, die dann fast zwangsläufig enttäuscht werden.

Glück ist machbar! Zum Abschluss eine »Gebrauchsanweisung« in 15 Punkten:

- Protestieren Sie nicht gegen Stress, den Sie nicht verhindern können, sondern nehmen Sie ihn an und machen Sie das Beste daraus. Gleichen Sie Stressattacken durch atemgesteuertes Ausdauertraining und rhythmische Meditation aus, denn glückliche Menschen sind gleichermaßen aktive wie entspannte Menschen.
- Glückliche Menschen können loslassen. Sie können jederzeit belastungsbedingte Spannungszustände durch Gegenschwung-Stretching ausgleichen (siehe Kapitel 9).
- Abwechslung ist der Schlüssel zum Glück. Glückliche Menschen lieben den Wechsel, denn immer dasselbe macht dumm und krank. Auf den richtigen Mix im Leben kommt es an.
- Glück ist, das zu wollen, was wir bekommen, und nicht, das zu bekommen, was wir wollen. Im internationalen Glücksvergleich schneiden die reichen Deutschen wesentlich schlechter als die wirtschaftlich ärmeren Iren ab – ein Ergebnis, das einen zweiten Gedanken wert ist.
- Lernen Sie, den Augenblick zu genießen und achtsam innezuhalten. Das entschleunigt die Zeit. Tun Sie so, als ob Sie glücklich wären – Ihr Gehirn wird es Ihnen glauben. Wenn wir lächeln, ist die Anspannung der dazu erforderlichen Gesichtsmuskeln ein Signal an das Gehirn, das annimmt, dass es einen Grund für unsere gute Laune geben muss.
- Konzentrieren Sie sich auf das Wesentliche im Leben, lernen Sie, Wesentliches von Unwesentlichem zu unterscheiden.
- Schaffen Sie sich in Arbeit und Freizeit Aktivitäten, die Sie ganz ausfüllen, so dass der »Flow-Effekt« zum Tragen kommt.
- Bauen Sie Ihr soziales Netzwerk aus, suchen Sie Beziehungen zu anderen Menschen, entwickeln Sie Ihr Talent zur Freundschaft und seien Sie nicht nachtragend, wenn einmal etwas schief läuft.
- Glückliche Menschen haben ein Ziel vor Augen, haben eine Vision.
- Glückliche Menschen verlassen immer wieder ihre persönliche »Komfortzone«, sie suchen das kontrollierte Chaos, denn die Glücks-Maximierung findet außerhalb der Komfortzone statt.
- Glückliche Menschen sind dankbar, einfach weil sie dankbar sind.

- Glückliche Menschen können vergeben, sie lassen sich nicht von ihrem »Groll im Herzen« dauerhaft entmutigen.
- Glückliche Menschen sorgen für Ordnung im Stressalltag, sie erledigen, was ansteht, nach der Devise »Was du heute kannst besorgen, das verschiebe nicht auf morgen«.
- Fragen Sie nach dem »Wozu«, nicht nach dem »Warum«, handeln Sie lösungs- statt problemorientiert. Jeder von uns hat seine ganz persönlichen Widrigkeiten, mit denen er zurechtkommen muss.
- Leben Sie Glaube, Liebe, Hoffnung. Religiöse Menschen sind glücklicher und leben obendrein gesünder, wie neueste US-Studien ausweisen. Glauben gibt dem Leben einen Sinn und ohne Liebe kann der Mensch nicht leben, wobei die Liebe, die wir anderen geben, in unser eigenes Herz zurückwirkt.

Glück, Harmonie, Balance, Gesundheit, Sinnfindung – die Zielrichtung der schöpferischen Spirale in ihrem Wechselspiel der Gegensätze –, ist aus Sicht des Menschen klar definiert. Dabei geht es immer um das Ganze, das mehr ist als die Summe der Teile. Im Aufeinandertreffen der Gegensätze werden Energien freigesetzt, die neue Entwicklungsprozesse in Gang setzen. Dieses Wechselspiel der Kräfte ist im Zeitalter permanenter Beschleunigung außer Balance geraten. Stressbedingte, chronische Erkrankungen stellen eine neue Herausforderung der modernen Medizin dar, bei deren Bewältigung altbewährte Methoden wirkungslos bleiben. Stresserkrankungen stehen unter der Vorherrschaft des Sympathikus im vegetativen Nervensystem – sein Gegenspieler, der Parasympathikus, hat das Nachsehen. Ein ausgewogenes Verhältnis zwischen diesen »ungleichen Brüdern« ist das Gebot der Stunde – Mittel zur Verfügung zu stellen, mit denen dieses Gleichgewicht wiederhergestellt werden kann, ist die Intention dieses Buches. Es liegt in unserer Hand: Wenn es uns gelingt, den Parasympathikus wieder zu seinem Recht kommen zu lassen, wird unser Leben ausgewogener, glücklicher, erfüllter. Bedenken Sie: Im Gegensatz zum Stressnerven Sympathikus ist der Entspannungsnerv Parasympathikus ein Gentleman, dem Sie auf der Bühne Ihres persönlichen Lebens eine größere Rolle zugestehen sollten.

Anhang

Präventivmedizinische Studien zu den Aussagen des vorliegenden Buches

1. Hambrecht R., Walther C.: Endotheliale Dysfunktion bei kardiovaskulären Erkrankungen: Einfluss von körperlicher Aktivität. In: Deutsche Zeitschrift für Sportmedizin, 52:6 (2001).

   Körperliche Aktivität mindert die Dysfunktion des Endothels (der Zellmembran, mit der die Arterien ausgekleidet sind) durch eine Steigerung des L-Arginin-Stickstoffmonoxyd-Stoffwechsels. Dies erfolgt durch die Abnahme des Gefäßwiderstandes bei gleichzeitiger Einschränkung der Verklumpung der Blutplättchen. Ferner nimmt die Bereitschaft der weißen Blutkörperchen ab, sich an die Gefäßinnenwände anzuheften.

   18 Männer im Anfangsstadium peripherer Durchblutungsstörungen (Schaufensterkrankheit) joggten vier Wochen lang täglich auf dem Laufband. Die Zahl der zirkulierenden Stammzellen verdreifachte sich. Diese Zellerneuerer machten sich auf den Weg, die erkrankten Blutgefäße von innen zu regenerieren.

2. Clark et al.: Meta-Analysis: Secondary Prevention Programs for Patients with Coronary Artery Disease. In: Annals of Internal Medicine, 143:9 (2005) S. 659–672 (1. Meta-Analyse).

   In Daten von 63 randomisierten (d. h. zufällig ausgewählten) Studien bei 21 295 Patienten mit bekannter koronarer Herzkrankheit konnte eine Reduktion der Gesamtsterblichkeit dokumentiert werden.

3. Jolliffe et al.: Exercise-based rehabilitation for patients with coronary heart disease. In: American Journal of Medicine 116:10 (2004) S. 682–692 (2. Meta-Analyse).

In 40 Studien bei 8440 Patienten mit koronarer Herzerkrankung konnte die Gesamtsterblichkeit durch körperliche Aktivität um 27 Prozent gesenkt, die kardiale Sterblichkeit um 31 Prozent reduziert werden.

4. Myers J. et al: Exercise capacity and mortality among men referred for exercise testing. In: The New England Journal of Medicine, 346 (2002) S. 793 – 801 (3. Meta-Analyse).

In dieser Studie konnte nachgewiesen werden, dass mit der Verbesserung der maximalen Sauerstoffaufnahmefähigkeit die Sterblichkeit bei Herzkranken abnimmt.

5. Hollmann W. et al: Laktatdiagnostik. In: Medizintechnik, 105 (1985) S. 254 – 162.

Die Autoren fanden als optimalen Wirkungsgrad der Atmung den Punkt, bei dem mit einem Minimum an Atmungsaufwand ein Maximum an Sauerstoff aufgenommen wird; es handelt sich dabei um die »aerobe Dauerleistungsgrenze«. Das ist die Belastungsintensität, die ohne Inanspruchnahme anaerober, laktazicer Prozesse (also ohne Sauerstoffmangel) bewältigt werden kann, so dass ein Milchsäureanstieg im Blut vermieden wird.

6. Kindermann et al: The significance of aerobic-anaerobic transition for the determination of work load intensities during endurance training. In: European Journal of Applied Physiology, 42 (1979) S. 25 – 34.

Die Autoren fanden an der aeroben Dauerleistungsgrenze einen ersten Laktatanstieg auf ca. 2 mmol/l (aerobe Schwelle). In der Regel erfolgt an diesem Punkt die Umschaltung der Nasen- auf die Mundatmung. Sie hielten diese Arbeitsbelastung ausreichend für ein Training zur Prävention und Rehabilitation.

7. Petruson B., Bjurö T.: The importance of nose-breathing for the systolic blood pressure rise during exercise. In: Acta otolarygol (Stockholm), 109 (1990) S. 461 – 466.

Diese Studie hat ergeben, dass bei nasaler Atmung der systolische Blutdruck unter Belastung um 13 mm/HG weniger anstieg.

8. Gordon et al: Exercise and mild essential hypertension. Recommendations for adults. In: Sports Medicine, 10:6 (1990) S. 390 – 404.

Die Autoren empfehlen bei Bluthochdruck ein gemäßigtes Training zwischen 60 – 80 Prozent der maximalen Herzfrequenz, denn nach ihrer Aussage wirkt nur ein aerobes Training blutdrucksenkend.

9. Schwesig et al: Sensomotorisches Training auf dem Minitrampolin. In: Bewegungstherapie und Gesundheitssport, 20 (2004) S. 42 – 51.

Die Studie weist bei regelmäßigem Training auf dem Minitrampolin eine um 90 Prozent verbesserte allgemeine gesundheitliche Befindlichkeit aus. Bei 80 Prozent der Testpersonen verbesserte sich die Haltung, gleichermaßen der Stabilisationsindikator (Haltungsfaktor), und das insbesondere im Bereich der peripher-vestibulären sowie sensomotorischen Funktionsmechanismen (Gleichgewichtsfunktionen). Damit gewährleistet das Training auf dem Minitrampolin eine hohe Anti-Sturzprophylaxe.

Koordinationstraining im Alter schützt besser vor Frakturen als teure Medikamente. Dies geht aus einer weiteren Studie hervor, in der 10 000 Frauen über 65 Jahre über 5 Jahre beobachtet wurden. Personen, die lediglich 4 Stunden pro Woche trainieren erleiden 36 Prozent weniger Hüftfrakturen im Vergleich zu nicht trainierten Personen.

10. Hollmann W., Gyárfás I.: Gesundheit und körperliche Aktivität (WHO und FIMS). In: Deutsches Ärzteblatt, 91:50 (1994) S. 3511 – 3512.

    Auf einer gemeinsamen Tagung der Weltgesundheitsorganisation (WHO) und des Weltverband für Sportmedizin (FIMS) in Deutschland 1994 wurde Bewegungsmangel an die Spitze aller Risikofaktoren für die Gesundheit gestellt.

11. Blair SN: Physical activity, physical fitness and health. In: WHO/ FIMS (eds.): Health promotion and physical activity – Joint meeting of WHO and FIMS. Köln 1996.

12. Paffenbarger RS, Wing AL, Hyde RT: Physical activity as an index of heart attack risk in college alumni. American Journal of Epidemiology, 108 (1978) S. 161 – 175.

    Das Risiko der Herzinfarktentstehung jenseits des 40. Lebensjahres sinkt um 40 – 50 Prozent bei mehrfach durchgeführten aeroben dynamischen Aktivitäten, die einen wöchentlichen Mehrumsatz von ca. 2 000 Kilokalorien bedingen. Ferner wurde festgestellt, dass bei regelmäßiger körperlicher Aktivität bei 72 488 Krankenschwestern zwischen 40 und 65 Jahren in einem Zeitraum von 8 Jahren die Herz-Kreislauf-Erkrankungen sich um 37 Prozent reduzierten. Wurde ein tägliches 2-Meilen-Walking absolviert (das entspricht 3,2 Kilometern), so sank bei 707 untersuchten gesunden männlichen Nichtrauchern die Gesamtsterblichkeit um ca. 50 Prozent.

13. Kaprio J., Jujala UM, Koskenvua M., Sarna S.: Physical activity and other risk Factors in male twin-pairs discordant for coronary heart disease. In: Atheriosclerosis, 150 (2000) S. 193 – 200.

In einer finnischen Zwillingsstudie mit Personen gleichen Erbgutes wurde zwischen dem 25. und 64. Lebensjahr eine Reduzierung von Herz-Kreislauf-Erkrankungen um 43 Prozent beobachtet, wenn mehr als 6 Mal pro Monat Sport getrieben wurde.

14. Sigal RJ, Kenny GP, Wassermann DH, Castaneda-Sceppa C: Physical activity/exercise and type 2 diabetes. In: Diab Care, 27 (2004) S. 2518 – 2539.

Die Autoren haben in 7 kontrollierten Untersuchungen den positiven Einfluss eines Kraft-Ausdauertrainings auf die Blutzuckerregulation nachgewiesen, wobei der Trainings-Effekt mit der Wirkung eines aeroben Trainings gleichgesetzt werden kann. In einer aktuellen ergänzenden wissenschaftlichen Stellungnahme hat die American Diabetes Association (ADA) dem Kraft-Ausdauertraining den Evidenzgrad A bei der Verbesserung der glykämischen (zuckerbelasteten) Stoffwechsellage zugesprochen (der Evidenzgrad gibt das Ausmaß an, in dem ein Phänomen eine anderes erklärt).

15. Petersen KF, Dufour S., Befroy D., Garcia R., Shulman GI: Impaired mitochondrial activity in the insulin-resistant offspring of patients with type 2 diabetes. In: The New England Journal of Medicine, 350 (2004) S. 664 – 671.

Vom kontrahierenden Skelettmuskel wird Interleukin 6 während des Trainings in den Blutkreislauf freigesetzt. Die Interleukin-6-vermittelte Suppression der TNF-Alpha-Produktion mag ein kausaler Faktor der trainingsinduziert verbesserten Insulinsensivität sein, d. h. die Zellen reagieren empfindlicher auf Insulin. Muskuläres Training kann auch das Gehirn in seiner Entwicklung positiv beeinflussen, verantwortlich ist die Vermehrung des Botenstoffes BDNF (brain-derived-neurotrophic factor). Dieses Signalmolekül steuert wichtige Hirnfunktionen, es sichert das Überleben der Nervenzellen und ist sogar in der Lage, neue Gehirnzellen entstehen zu lassen – nicht nur in der Jugend, sondern ein Leben lang bis ins hohe Alter.

16. Witvrouw E. et al: Stretching and injury prevention: An obscure relationship. In: Sports Med, 34 (2004) S. 443 – 449.

Die Autoren konnten nachweisen, dass durch Stretching die Viskosität (das elastische Fließverhalten) der Sehne nachhaltig beeinflusst werden kann, so dass die Sehne anpassungsfähiger wird.

17. Kubo K. et al: Influence of static stretching on viscoelastic properties of human tendon structures in vivo. In: J Appl Physiol 90:2 (2001),

S. 520 – 527, sowie Kubo K. et al: Effects of resistance and stretching training programmes on the viscoelastic properties of human tendon structures in vivo. In: J Physiol 538:1 (2002) S. 219 – 226.

Die Autoren konnten zeigen, dass durch Dehnen die viskoelastischen (das elastische Fließverhalten betreffenden) Fähigkeiten gesteigert werden und bereits einmaliges Stretchen die Sehnensteifigkeit vorübergehend vermindert. In einer Langzeitstudie zeigten sich nach einem 8-wöchigen Übungsprogramm mit 2 Stretchingeinheiten pro Tag eine signifikant verbesserte Compliance (Einstellungsbereitschaft) der Sehne.

18. Skutek M. et al: Cyclic mechanical stretching. In: European Journal of Applied Physiology, 86 (2001) S. 48 – 52.

Stretching erhöht die elastische Energie in der Muskel-Sehnenkette durch die vermehrte Ausschüttung der Wachstumsfaktoren TGF, PDGF und bFGF in mechanisch gedehnten Sehnenfibroblasten (jugendlichen Sehnenzellen). Hierdurch werden die Heilungsverläufe in Sehnen und Bändern deutlich verbessert.

19. Castillo-Richmond A. et al: Effects of stress reduction on carotid atherosclerosis in hypertensive African Americans. In: Stroke 31:3 (2000) S. 568.

Die Autoren konnten zeigen, dass Meditation in der Lage ist, Gefäßverkalkungen in den Arterien zurückzubilden. Über 7 Monate untersuchten sie in 2 Gruppen Testpersonen, die unter Bluthochdruck bei bestehender Arteriosklerose litten. Danach verglichen sie die Meditationsgruppe mit einer Kontrollgruppe, die ein Gesundheitsvorsorgetraining in Verbindung mit gesunder Ernährung durchgeführt hatte. Die Messung erfolgte durch Ultraschall an der Kopfschlagader durch die Kontrolle der Intimadicke (die Intima ist die Innenwand der Schlagader). Nach 6 Monaten zeigte sich ein signifikanter Vorteil der Meditationsgruppe: Verringerung der Intimadicke um 0,1 mm in der Meditationsgruppe und Zunahme der Verdickung um 0,05 mm in der Kontrollgruppe.

Eine Verringerung der Gefäßwanddicke in dieser Größenordnung mindert das Risiko für Herz-Kreislauf-Erkrankungen: vermindertes Herzinfarkt-Risiko von 11 Prozent, vermindertes Schlaganfallrisiko von 15 Prozent. Der Effekt der Meditation ist auf die Beruhigung eines überaktiven sympathischen Nervensystems zurückzuführen.

20. Fries, J.F. (Stanford University, Kalifornien): Cardiovascular Risk Profile Earlier in Life and Medicare Costs in the last Year of Life.

Archives of Internal Medicine, 165 (2005) S. 1028–1034.

Diese seit 1984 durchgeführte Langzeitstudie an 500 Menschen, die damals über 50 Jahre alt waren und mehrfach in der Woche joggten, hat bestätigt, was durch Megastudien weltweit seit langem belegt ist: Durch regelmäßiges Ausdauertraining im aeroben Bereich kann das Altern hinausgezögert werden, und zwar ein Leben lang. Die Forscher um James F. Fries kamen zu der Endaussage: »*Sport nützt der Gesundheit mehr, als wir dachten.*«

21. Framingham Heart Study/Framingham-Megastudie.

Die umfangreichste Herz-Kreislauf-Studie der Welt wurde 1948 in der amerikanischen Kleinstadt Framingham gestartet und belegt seither an vielen tausend Personen

- *die Wirksamkeit der Bewegung bei der Prävention,*
- *die Schutzwirkung des* »*guten*« *HDL-Cholesterins bei der Prävention von Herz-Kreislauf-Erkrankungen,*
- *die Gefährlichkeit von Entzündungen bei der Entstehung von Gefäßschäden*
- *das erhöhte Risiko von Herz-Kreislauf-Erkrankungen bei Frauen in der Menopause.*

Literatur

Al-Khalili, J.: Schwarze Löcher, Wurmlöcher und Zeitmaschinen, Heidelberg 1999, Spektrum Akademischer Verlag Elsevier.

Becker, W., Krahl, H.: Die Tendopathien, Stuttgart 1978, Thieme.

Benninghoff, A.: Spaltlinien am Knochen, eine Methode zur Ermittlung der Architektur platter Knochen. In: Anatomischer Anzeiger, 1925.

Blech, J.: Bewegung, Frankfurt a. M. 2007, S. Fischer Verlag.

Blüchel, K. G., Malik, F.: Faszination Bionik, München/St. Gallen 2006, Bionik Media GmbH München und Managementzentrum St. Gallen.

Blüchel, K. G., Nachtigall, W.: Bionik, Stuttgart-München 2000, Deutsche Verlagsanstalt.

Blüchel, K. G.: Bionik, München 2006, Goldmann Verlag.

Boeckh-Behrens, W.-U., Buskies, W.: Gesundheitsorientiertes Fitnesstraining, Lüneburg 2002, Wehdemeier und Pusch.

Brügger, A.: Die Erkrankungen des Bewegungsapparates und seines Nervensystems, Stuttgart 1980, Fischer.

Burisch, M.: Das Burnout-Syndrom, Berlin 1989, Springer.

Cerman, Z., Barthlott, W., Nieder, J.: Erfindungen der Natur, Hamburg 2007, Rowohlt Verlag.

Chang-Lin Zhang: Der unsichtbare Regenbogen und die unhörbare Musik, Halle/Saale 2007, Monarda Publishing House Ltd.

Cooper, K. H.: Antioxidantien, München/Wien/Zürich 1995, BLV.

Cooper, K. H.: Bewegungstraining ohne Angst, München/Wien/Zürich 1986, BLV.

Cramer, F.: Chaos und Ordnung, Stuttgart 1993, Deutsche Verlagsanstalt.

Csikszentmihalyi, M.: Das Flow-Erlebnis, Stuttgart 1985, Klett-Cotta.

Csikszentmihalyli, M.: Flow – Das Geheimnis des Glücks, Stuttgart 1995, Klett-Cotta.

Csikszentmihalyli, M.: Kreativität, Stuttgart 1996, Klett-Cotta.

Davis, P.: Die Unsterblichkeit der Zeit, Bern/München/Wien 1995, Scherz Verlag.

Davis, P.: Prinzip Chaos, München 1988, Bertelsmann.

Döll, M.: Entzündungen, die heimlichen Killer, München 2005, F. A. Herbig Verlag.

Dürr, H. P., Oesterreicher, M.: Wir erleben mehr als wir begreifen, Freiburg 2007, Herder.

Dürr, H. P.: Auch die Wissenschaft spricht nur in Gleichnissen, Freiburg 2008, Herder.

Guggenbühl, A.: Wer aus der Reihe tanzt, lebt intensiver, München 2001, Kösel Verlag.

Hagen, P.T.: Mayo Clinic – Das Handbuch zur Selbsthilfe, München 2002, Medeus-Verlag.

Heitzer, J.: Spiralen, Leipzig 1998, Klett Schulbuch Verlag.

Hesse, R., Doflein, F.: Tierbau und Tierleben, Leipzig u. Berlin 1910, Teubner.

Hogarth, B.: Anatomisches Zeichnen leicht gemacht, Köln 1991, Benedikt Verlag.

Hollmann, W., Hettinger, Th.: Sportmedizin. Arbeits- und Trainingsgrundlagen, Stuttgart 1990, Schattauer.

Idrac, P.: Experimentelle Untersuchungen über den Segelflug, München/ Berlin 1932.

Jäger, W.: Die Welle ist das Meer, Freiburg 2000, Herder.

Janda, V.: Manuelle Muskelfunktionsdiagnostik, Ullstein Mosby, Berlin 1994.

Jochims, I., Gerl, W.: Rauchfrei ohne Zuzunehmen, Berlin 2004, Hedwig Verlag.

Kendall, F.P.: Muskeln, Funktionen und Test, Stuttgart 1988, Fischer.

Larsen, C.: Die 12 Grade der Freiheit, Petersberg 2001, Via Nova Verlag.

Müller, W.: Der Pulsschlag der Mineralquellen, Umschau 1951.

Nager, F.: Der heilkundliche Dichter, Düsseldorf-Zürich 1992, Artemis und Winkler.

Nigst, H., Buck-Gramckow, D., Millesi, H.: Handchirurgie, Stuttgart 1981, G. Thieme.

Purce, J.: Die Spirale – Symbol der Seelenreise, München 1988, Kösel Verlag.

Rauhe, H.: Musik hilft heilen, München 1993, Arcis Verlag.

Ricklin, P., Rüttimann, A., Del Buono, M.S.: Die Meniskusläsion, Stuttgart 1974, Thieme.

Schettler, G., Mörl, H.: Der Mensch ist so jung wie seine Gefäße, München 1991, Piper.

Schmidt, R.: Flug und Flieger im Pflanzen- und Tierreich, Berlin 1939, Klasing Verlag.

Schnack, G.: Rhythmische Meditation – Entspannung nach Herzenslust, Moers 2009, Brendow.

Schnack, G., Rauhe, H.: TopFit durch Nichtstun, München 2001, Kösel Verlag.

Schnack, G., Schnack, K., Rauhe, H.: Jung bleiben kann man lernen, München 2002, Kösel Verlag.

Schnack, G., Schnack, K.: Anti-Stress Rituale, München 2004, Kösel Verlag.

Schnack, G.: Fit in 7 x 7 Sekunden, München 2003, Kösel Verlag.

Schnack, G.: Gesundheitsstrategien beim Musizieren, München 1994, Urban und Fischer.

Schnack, G.: Intensivstretching und Ausgleichsgymnastik, Köln 1992, Deutscher Ärzteverlag.

Schnack, G.: Swing & Relaxx, München 2007, Elsevier Verlag.

Schwenk, T.: Das Sensible Chaos, Stuttgart 2003, Freies Geistesleben.

Servan-Schreiber, D.: Die neue Medizin der Emotionen, München 2006, Goldmann.

Silbernagl, S., Despopoulos, A.: Taschenbuch der Physiologie, Stuttgart 1989, Thieme.

Sobotta-Becher, J.: Anatomie des Menschen, München-Berlin 1962, Urban u. Schwarzenberg.

Tittel, K.: Beschreibende und funktionelle Anatomie des Menschen, Jena 1990, Fischer.

Weineck, J.: Sportbiologie, Erlangen 1988, Perimed Verlag.

Wilber, K.: Das Spektrum des Bewusstseins, Reinbek 2003, Rowohlt.

Wirhed, R.: Sport Anatomie und Bewegungslehre, Stuttgart 1988, Schattauer.